Hartmut Lohmann

SELBSTHEILUNG
INTENSIV

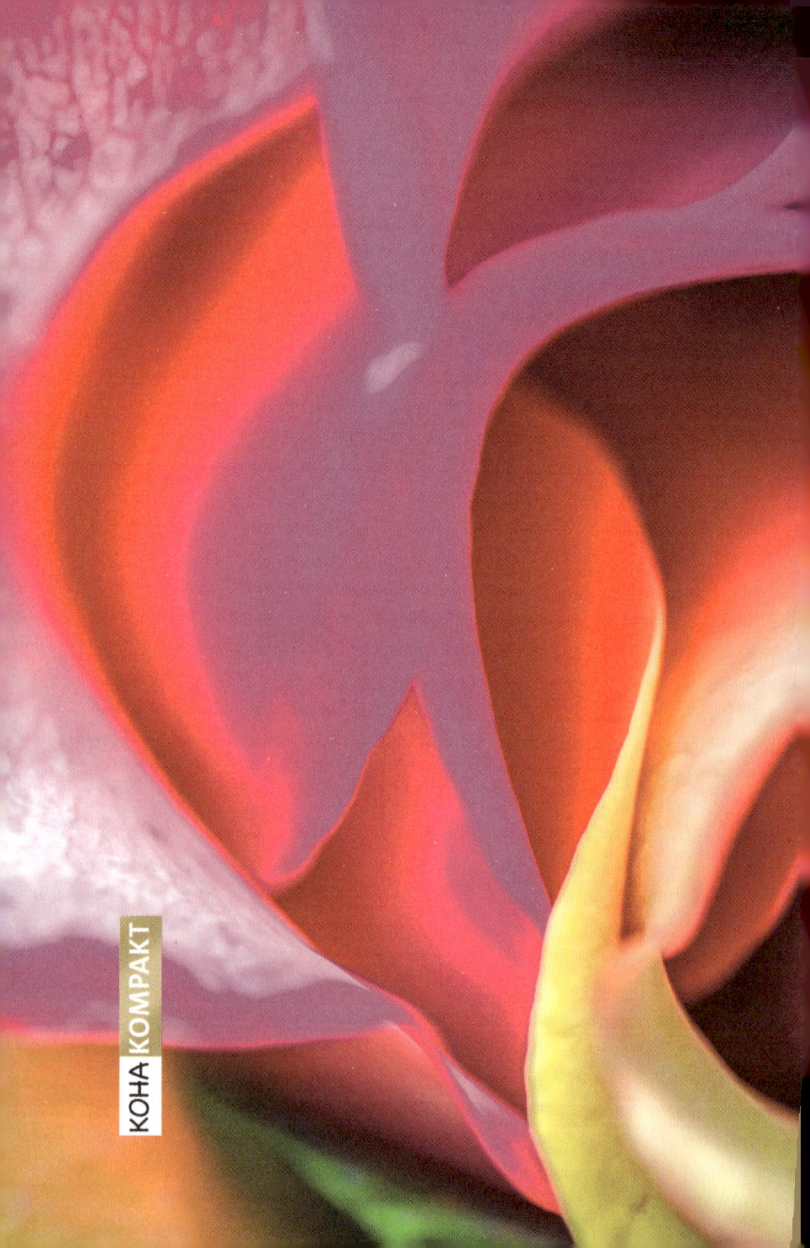

KOHA KOMPAKT

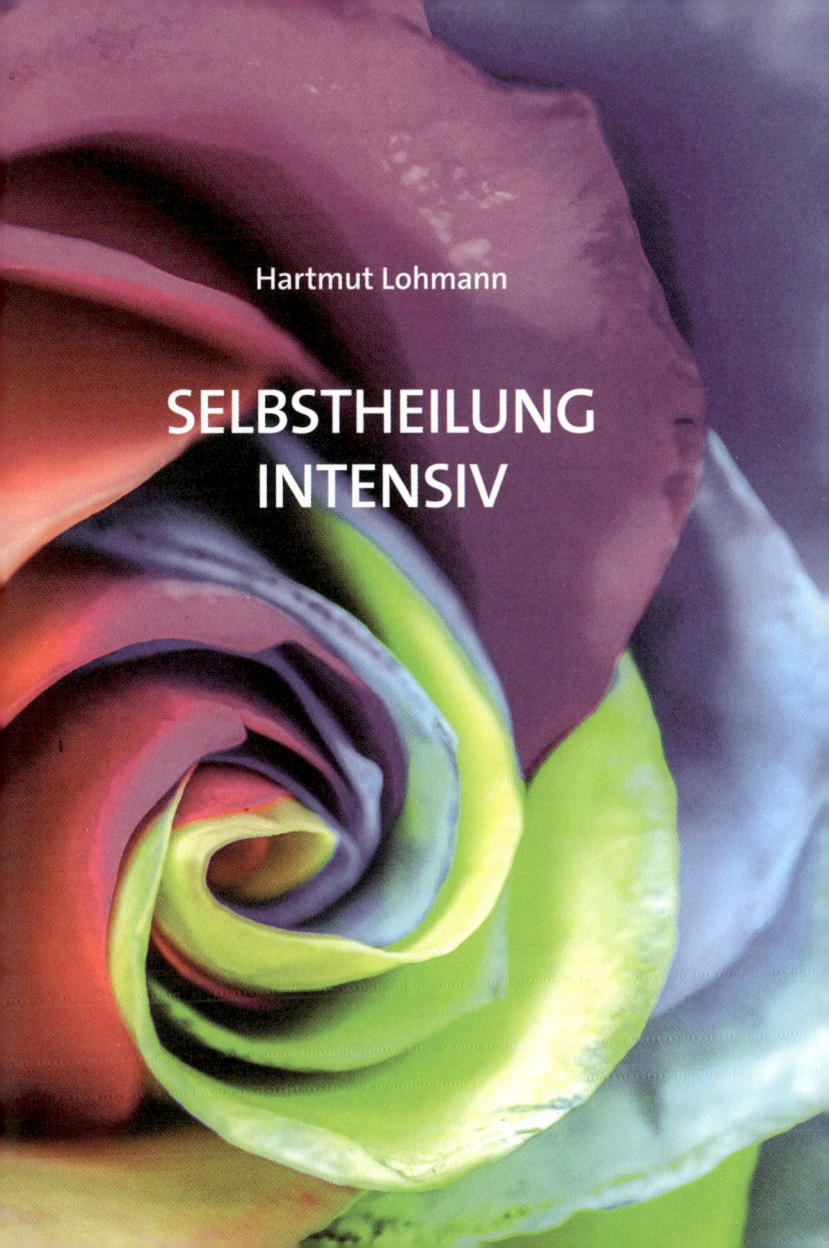

Hartmut Lohmann

SELBSTHEILUNG INTENSIV

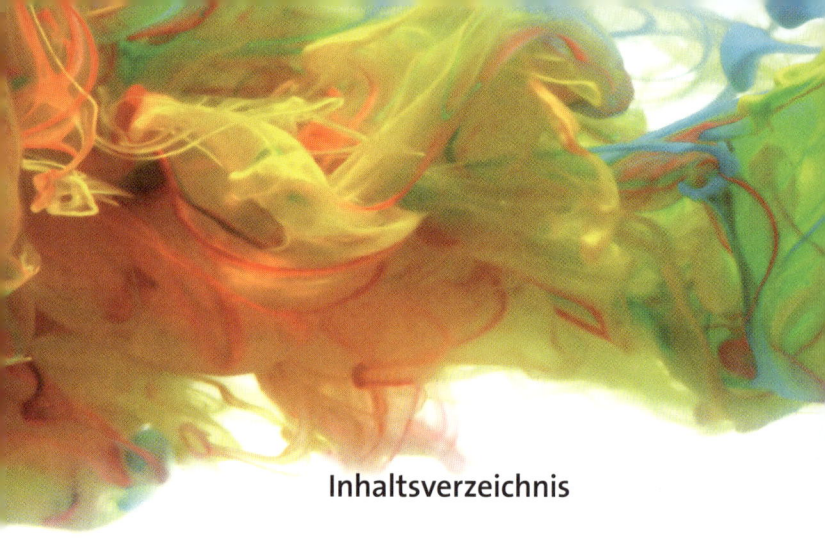

Inhaltsverzeichnis

Mit *Heilung* **infiziert**

Die drei Säulen der *Gesundheit*

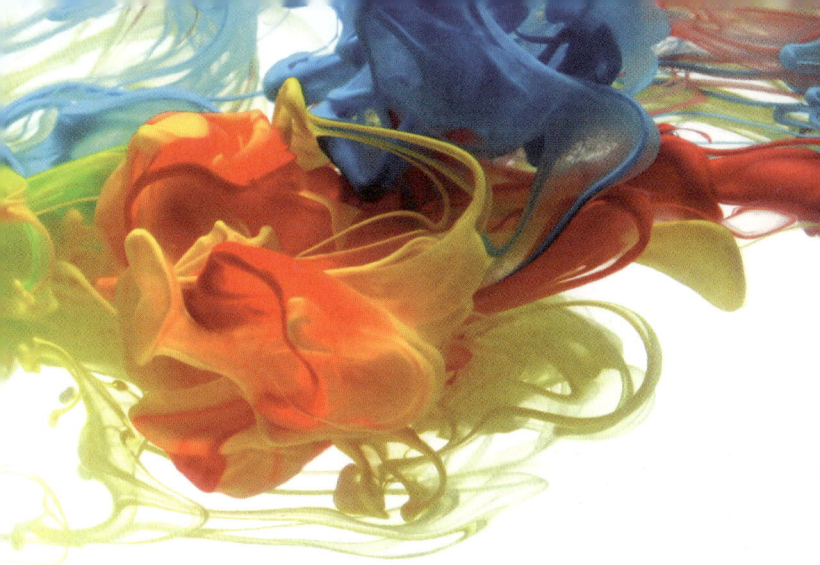

Die richtige *Technik*

Emotionale *Überlebensstrategien*

»Wer nach außen schaut, träumt, wer nach innen schaut, erwacht.«

Carl Gustav Jung

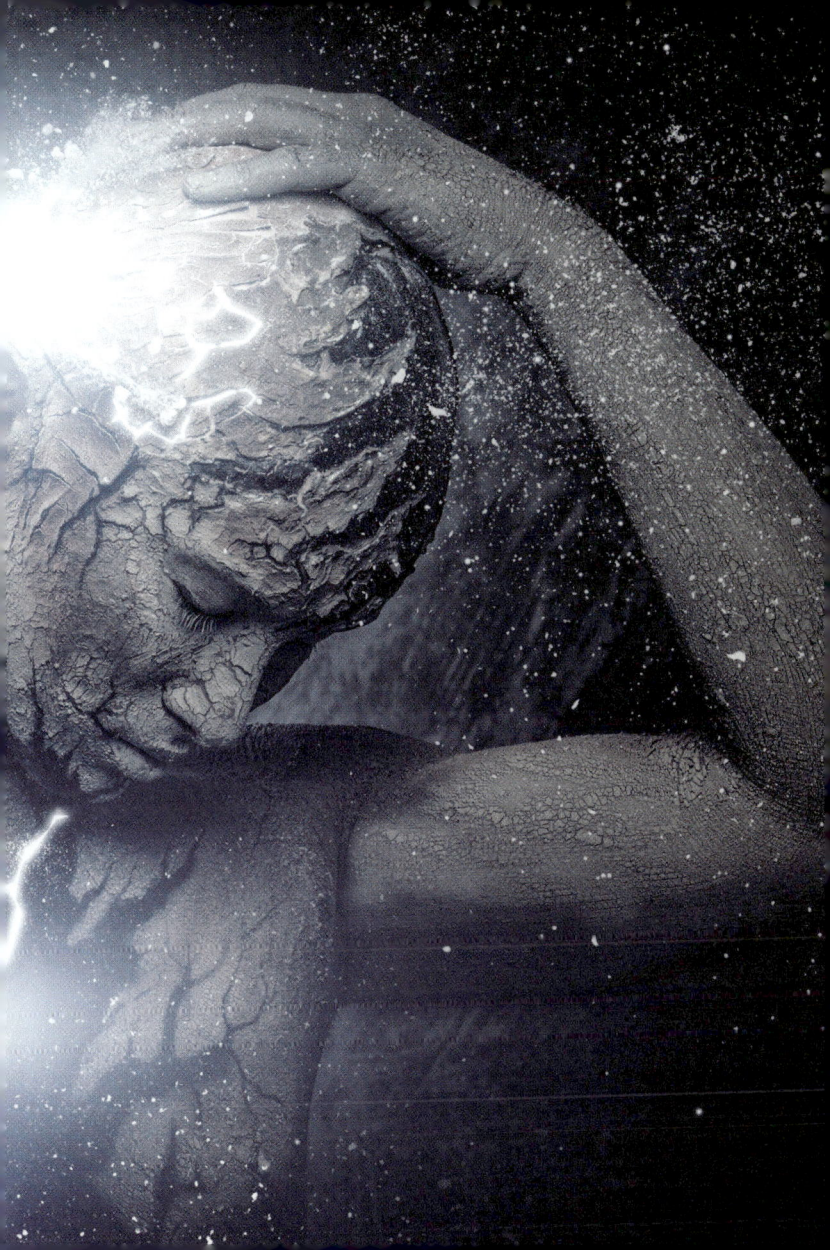

Mit *Heilung* infiziert

Die Kunst, sich selbst zu ertragen

Die Frage war nicht, ob, sondern wann ich mich umbringen würde. Die Vorstellung, mein jämmerliches Leben zu beenden, begleitete mich seit vielen Jahren, saß morgens vor mir im Bus und legte sich abends mit mir ins Bett. Als Jugendlicher tat mir mein Körper permanent weh. Er schmerzte, als würde ich von unsichtbaren Mächten gefoltert, bestraft für etwas, dessen ich mich nicht entsann oder dessentwegen ich mich schuldig fühlte. Einfach zu leben, einen Körper zu haben, der atmet und Nahrung braucht, war eine Qual. Die Welt schien mir lieblos und fade zugleich. Es gab keinen Ausweg und keine Entschädigung für die sinnlose Folter des Lebens, ausgenommen die hohlen Versprechungen und Drohungen der Religion.

Halb lachend, halb weinend sann ich jeden Morgen über meinen Selbstmord nach. Er war mein Ausweg in dieser aussichtslosen Situation, der kleine Hoffnungsschimmer am finsteren Firmament, aber auch der erhabene Trotz, die innere Haltung, sich nicht allem, was mir das Leben zumutete, beugen zu müssen.

Nachts quälten mich Albträume. Von unheimlichen Gestalten verfolgt, wachte ich schweißnass auf oder konnte gar nicht erst einschlafen. Ich hatte einen Schmerz in mir, so tief vergraben wie der erste Stein, einen Schmerz, der meine Seele in Ketten legte, meinen Körper stach und quälte und meine Sinne umnebelt hielt. Die Wunde meiner Seele war wie ein zugenähter Schrei, das hilflose Wimmern im Dunkeln, die Frage aller Fragen: *Warum leide ich? Warum bin ich nicht im Himmel? Wieso tut Gott uns all dieses Leid an?* Es kam der Moment, in dem das Leid, am Leben zu sein, größer war als die Angst vor dem Tod.

Depressionen sind eine potenziell tödliche Krankheit. Zehntausend Menschen sterben jedes Jahr daran, sich selbst nicht länger ertragen zu können. Jedes Jahr bringen sich mehr Menschen um, als insgesamt im Straßenverkehr, durch Mord, Totschlag und Drogen ums Leben kommen. Auch ich hatte Seelenkrebs im Endstadium und fühlte mich unfähig, mit mir weiterzuleben. Ich konnte mich nicht länger ertragen. Alles kostete mich dreimal so viel Kraft und dauerte dreimal so lange.

Mein Todeswunsch wurde konkreter, das Ende fühlbar, und der Tod berührte meinen Körper im gleichen Maße gespenstisch wie vertraut. Den Tod vor Augen, ging es mir besser. Das Ende meines Leidens kam in Sicht, und ich atmete auf.

Beinahe glücklich – der Stimmung kurz vor dem Urlaub vergleichbar – ging ich durch diese meine letzte Woche auf Erden …

Genau in dieser Woche erhängte sich ein Freund aus meiner Schule im Hof seiner Eltern. Es war für alle ein Schock. Jörg war ein beliebter Schüler gewesen. Nach außen schien sein Leben perfekt. Und doch wartete dieser Junge darauf, dass seine Familie das Haus verließ, damit er sich am Baum davor erhängen könnte. Er muss diesen Tag sorgfältig erwogen haben. An diesem Tag war er allein. Seine Eltern würden bei der Rückkehr von einem Essen die Ersten sein.

Den toten Körper seinen Eltern zu überreichen, ist ein grausames Geschenk; es ist eine stumme, endgültige Schuldzuweisung. Die Hoffnung seiner Eltern restlos zu zerstören, war Jörgs Hoffnung. Der Sinn der Tat lag darin, den Sinn des Lebens zu zerstören. Wäre Jörgs eigene Hoffnung nicht restlos zerstört worden, wäre dieser letzte Schritt niemals nötig gewesen.

Ich verstand ihn so gut, dass ich erschauderte. Auch mein Leben schien nach außen hin perfekt: wohlhabende Eltern, ein akademisches Umfeld, eine gute Schule. Aber innerlich zerfraß mich die Lieblosigkeit, das fehlende Verständnis und Mitgefühl füreinander. Jeden Tag im Kleinen und Großen zu erleben, was Menschen einander antaten, tötete mich Stück für Stück. Ich zog mich immer weiter in mich selbst zurück. Nach dem Abitur suchte ich Zuflucht in der Kunst, fand aber keinen Halt. Die schönen Künste werden zum goldenen Käfig, der Elfenbeinturm zum verrottenden Geripppe, solange du mit der Welt nicht ausgesöhnt bist.

Mein bester Freund seit Kindertagen pflegte seine persönliche Selbstheilung und rauchte Joints wie andere Zigaretten. Er hatte diesen Nimbus der Unantastbarkeit. Ich liebte ihn wie einen Bruder, weil er mir ein Gefühl der Geborgenheit gab. Wir konnten über alles reden, und er wusste immer Rat. Er half mir, meine Gefühle zu beherrschen, vertröstete mich auf eine bessere Zukunft, war mir ein Licht in den dunkelsten Stunden.

Eines Abends fand ich ihn in kuriose Zeichnungen vertieft, die er auf dem Boden ausgebreitet hatte und mit allerlei Andeutungen zugleich zeigen und verstecken wollte. Diese Geheimniskrämerei war typisch für ihn, aber in diesem Ausmaß doch unheimlich. Als er mir endlich einige Papiere zur Ansicht hinhielt, dämmerte mir, was geschehen war. Die Blätter zeigten obskure chemische Formeln und Ableitungen. Darunter stand: *Rabenmutter, Rabenfutter* mit dazugehörigem Vogel, einem Baum und einem Grabstein. Mit stechendem Blick flüsterte er, ich solle sehr vorsichtig sein, was ich sagte: Die CIA höre mit.

Ich verlor meinen besten Freund an eine Psychose* und bekam ihn nie wieder zurück. Er wurde nie mehr derselbe. Die Medikamente schwemmten ihn auf, seine Gefühle – die guten wie die schlechten – wurden in Watte gepackt. Die Schwingen seiner kühn aufstrebenden Gedanken sind seitdem zusammengezogen, als hätte er sie wie Ikarus an der Sonne verbrannt.

Zu diesem Zeitpunkt war ich selbst schwer depressiv. Ich stand am Anfang meines Lebens, am Anfang meines Studiums. Aber meine Kräfte schwanden, als hätte mich jemand zur Ader gelassen. Ich musste mehrere Stunden am Tag schla-

---

* Psychose: Ein zeitweiliger Realitätsverlust, häufig durch unbewusste Ängste begründet.

fen, um mich wieder zu sammeln. Es kostete mich jeden Tag mehr Kraft, überhaupt noch aufzustehen. In der Küche stapelte sich das dreckige Geschirr, Müll sammelte sich in meiner Wohnung, und ein süßlicher Geruch nach Schimmel breitete sich aus ... Jeder Handgriff fiel mir aberwitzig schwer, als wöge mein Körper eine Tonne. Etwas gegen die Unordnung in meinem Leben – und in meiner Seele – zu tun, erschien mir qualvoll und sinnlos zugleich. Es würde ohnehin alles wieder verschmutzen. Warum etwas dagegen tun? Warum sich weiterquälen, wenn ohnehin alles dem Untergang geweiht war?

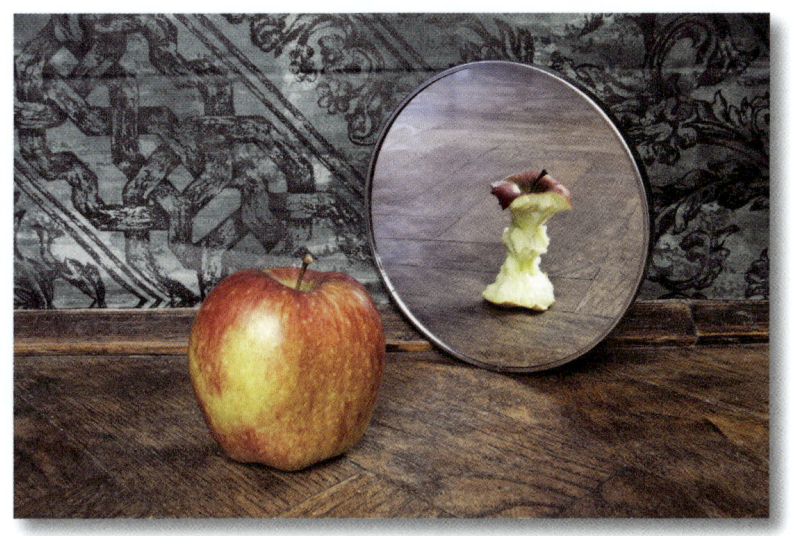

Die Seele füttern

Der Blick zurück erscheint mir heute wie ein Blick in ein anderes Leben. Obwohl mich zeitlich nur zehn Jahre von dem Menschen trennen, der ich damals war, scheinen es mehr als hundert Jahre zu sein. Die Erinnerungen an damals sind wie Erinnerungen an einen Freund, den ich gut kenne. Es sind die Erinnerungen an ein vergangenes Leben, weit vor meiner Zeit. Das bin schon lange nicht mehr ich. Jedes meiner Atome wurde inzwischen ausgewechselt.

Und doch erinnere ich mich, dass mir sogar die kleinen Freuden des Lebens verwehrt wurden. Versuchte ich, mit einer Frau zu schlafen, erlitt ich Schmerzen, als würden mir Lötkolben ins Fleisch gedrückt. Jede Nacht wurde ich von Ängsten gebeutelt. Ins Bett zu gehen, war wie das Betreten einer Folterkammer. Es war mir ein Rätsel, wie im Schlaf Erholung möglich sein konnte, da ich mich jeden Morgen schlimmer fühlte als am Abend zuvor. Schlaf- und Schmerztabletten waren damals Alltag für mich. Die Wohnung zu verlassen, wurde immer schwerer. Seltsame Gefühle von Scham, Angst und Minderwertigkeit drängten an die Oberfläche, sobald ich unter Menschen ging. Als meine Ersparnisse schwanden, verlor ich alles, was mir etwas bedeutete: meine Zukunft, meine Wohnung, mein ganzes Leben. All das gab mir keinen Halt mehr, und ich hielt auch nicht länger daran fest.

Meditation – das war zu diesem Zeitpunkt für mich nicht mehr, als beunruhigende Körpereindrücke zu erspüren. Mal bekam ich das Gefühl, ein Ballon würde in meinem Bauch aufgeblasen, mal schienen Horden von Insekten über meine Arme zu krabbeln, oder Stromschläge zuckten plötzlich durch meinen Körper.

Langsam begriff ich, dass diese Körpereindrücke mit einer ungewöhnlich hohen Wahrscheinlichkeit auftraten, wenn ich in bestimmte Bereiche meines Körpers hineinfühlte. Lenkte ich meine Aufmerksamkeit zum Beispiel in den Unterbauch, fühlte ich ein seltsames Druckempfinden, wie von einem Ballon. Sobald ich etwas »Luft« aus diesem Ballon herausließ, spürte ich Wut, und zuweilen kehrte die Situation, in der ich wütend geworden war, wieder in mein Gedächtnis zurück. Der Volksmund hatte recht: Ich hatte »Wut im Bauch«, und jetzt fühlte ich, wie ich »Dampf ablassen« konnte. Das schien mir ein universelles Phänomen, das ich immer wieder neu erzeugen konnte.

Senkte ich meine Aufmerksamkeit in die Mitte meines Brustkorbes, spürte ich Druck und Spannungen in seltsamen Formen und Bewegungen, die ich mit den Organen und Organprozessen nicht in Einklang bringen konnte. Diese Körpereindrücke wurden – sobald ich ihnen nachgab – zu Körperausdrücken, die mich zum Weinen brachten. Gab ich dem Druck im Brustkorb nach, fühlte ich Trauer. Ich hielt meine Gefühle also buchstäblich von mir fern, konnte sie aber auch an mich heranlassen. Auch das war universell. Der Volksmund und seine Redewendungen offenbaren eine (unbewusste) Hellsichtigkeit der Menschen. Diese Innenschau ist für viele Menschen reproduzierbar und hält somit wissenschaftlichen Kriterien stand (siehe Anhang dieses Buches).

Die Quellen meines Leids waren immer im Körper, nie im Kopf zu finden. Mein Kopf und mein Hals waren nur Austragungsorte, Schlachtfelder für die Kriege, die tiefer in meinem Körper, besonders dem Unterleib, geführt wurden.

Es dauerte eine Weile, bis mir dämmerte, dass diese fühlbaren Räume der Seele die Chakras sein könnten, von denen so oft die Rede war. Inzwischen sah ich ihre Farbe, die hinter geschlossenen Augen verlässlich zu dem jeweiligen Chakra passte. Blockaden wirkten stets dunkel vor dem farbigen Hintergrund der Energie.

Zu diesem Zeitpunkt studierte ich Psychologie in Maastricht und war nicht sonderlich erpicht darauf, Erkenntnisse fernab der Lehrmeinung zu gewinnen. Seit der Entdeckung der Neuropsychologie verneinen viele Psychologen die Willensfreiheit des Menschen. Die Neuropsychologie sieht im Menschen eine komplexe Maschine. Dem »Ich« wird die Willensfreiheit nur vorgegaukelt. Das »Ich« wähnt sich am Steuer einer Maschine, die in Wahrheit läuft, wohin sie will. Diese begrenzte Definition des Bewusstseins bestärkte zunächst meine schlimmsten Befürchtungen, erschien mir aber zunehmend widersinnig. Wieso sollten wir unser Bewusstsein auf das »Ich« reduzieren? Was wäre, wenn wir das »Ich« *und* die Maschine wären? Dann würden wir uns selbst die Freiheit des Willens vorspielen. Wir wären demnach beides, der freie wie der unfreie Teil unseres Bewusstseins. Wie ein Puppenspieler würde das Bewusstsein mit sich selber spielen.

Mein Verstand und meine Gefühle erschienen mir mehr und mehr wie die Puppen in diesem Spiel. Von einer unsichtbaren Kraft bewegt, verschoben sich mein Fühlen und kurz darauf mein Denken immer wieder hin zur Depression. Was »ich« dachte, war also sehr stark geprägt von dem, was ich fühlte. Und das, was ich fühlte, wurde wiederum bestimmt von meinen emotionalen Bedürfnissen und davon, ob diese gestillt wurden oder nicht. Vernachlässigte ich meine Meditationspraxis, sammelte sich dieser emotionale Hunger an – ein fühlbarer Mangel, der sich bald darauf in negativen Gefühlen äußerte, die zu negativen Gedanken heranreiften. Stillte ich meinen Liebesdurst und Freudenhunger, blühte ich sichtbar auf. Die angenehmen Gefühle kehrten zurück, und ich dachte wieder freud- und liebevoller über das Leben und die Menschen nach.

Für mich war das ein Wunder: Meine hungrige Seele fütterte sich selbst. Könnte ich es schaffen, wieder vollständig glücklich zu werden? Einen emotionalen Mangel aufzufüllen bedeutete, im Besitz einer inneren Fülle zu sein.

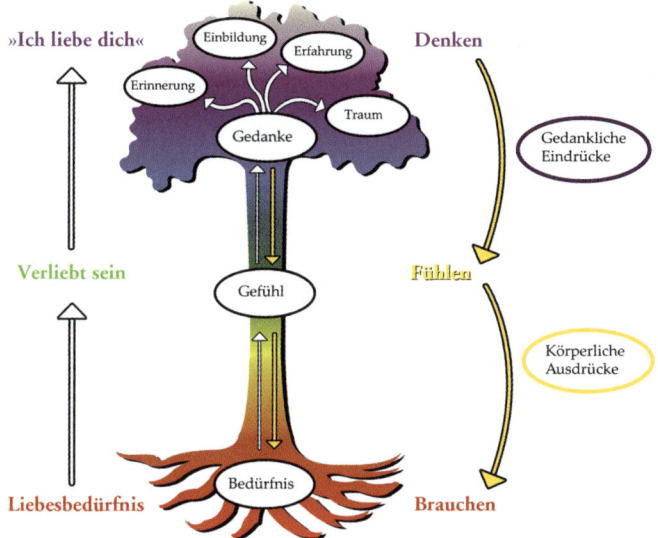

»Ich liebe dich« Denken

Einbildung Erfahrung

Erinnerung

Gedanke Traum

Gedankliche
Eindrücke

Verliebt sein Fühlen

Gefühl

Körperliche
Ausdrücke

Liebesbedürfnis Brauchen

Bedürfnis

Vergleichen wir das Bewusstsein des Menschen mit einem
Baum, bilden unsere Bedürfnisse die Wurzel unseres Glücks
und Leids. Ungestillte Bedürfnisse erzeugen negative Gefühle, die sich in negativen Gedanken äußern. Verfolgen wir diese Spur zurück, finden wir die passende Blockade als Druck
oder Schmerz in unserem Körper.

Je genauer ich es beobachtete, desto klarer zeigte es sich:
Unter all den schillernden Bedürfnissen glühte eine hellweiße
Kraft, wie das weiße Blatt Papier zwischen den schwarz ge-
druckten Buchstaben vor dir. Ich hatte so sehr auf die dunklen
Wolken meines Bewusstseins geachtet, dass seine grundsätz-

lichste Eigenschaft in Vergessenheit geraten war. So wie du die Wörter dieses Buches nur dank des weißen Hintergrundes lesen kannst, so fühlen wir Mängel und Bedürfnisse nur, weil unser Bewusstsein frei von diesen Mängeln ist.

Wir können eine Erfahrung des Mangels nur machen, weil wir frei von Mängeln sind. Wir sind vollkommen, glauben aber nicht mehr daran. Wir fühlen nicht wirklich, was wir fühlen. Wir vertrauen uns nicht mehr. Wir erkennen uns selbst nicht, wenn wir uns sehen. Das ist das Grundproblem eines jeden Menschen.

Mutiger geworden, wagte ich mich in tiefere Schluchten meiner Seele hinein. Mein Vater war selbst ohne Vater aufgewachsen und litt unter diesem Mangel sein Leben lang. Es war ein Schmerz, den er nie überwunden hat und den er an mich weiterreichte wie ein dunkles Erbstück. Er hasste seinen Vater, und ich hasste ihn. Als Akademiker war mein Vater pausenlos mit sich selbst beschäftigt. Akademische Höchstleistungen waren das Einzige, was im Leben zählte. Für dieses Ziel – Bücher zu schreiben, die nur eine Handvoll Menschen auf diesem Planeten verstehen – wurde jeder Funken Freude, jedes sacht glimmende Glück im Keim erstickt. Spielten wir Kinder zu laut, während mein Vater schrieb, kam er heraus und brüllte uns an. Zuweilen schlug er uns. In der Pubertät wurde meine Schwester ess-brech-süchtig und ich schwer depressiv.

Das Schlimmste war dieses nagende Gefühl, nie um meiner selbst willen geliebt zu werden. Das Beste, was ich als Kind erreichen konnte, war ein flüchtiger Moment der Aufmerksamkeit für eine schulische Leistung. Als schlechter Schüler fiel ich durch dieses Raster hindurch. Es blieb nichts übrig, für das ich liebenswert gewesen wäre.

Scham war jetzt mein ständiger Begleiter. Ich schämte mich dafür, dass ich existierte. Das Bild, ein dummer Nichtsnutz, eine wertlose, ja lächerliche Kreatur zu sein, hatte sich eingebrannt. Durchschoss mich auch nur Sekundenbruchteile der Gedanke, jemand anderes könnte schlecht über mich denken, lief ich rot an. Bald konnte die Furcht, ich *könnte* mich schämen, Scham auslösen. Das war der Moment, als mir klar wurde: So konnte und wollte ich nicht weiterleben. Es war mir unmöglich, in diesem Leben glücklich zu werden. Und ich würde es auch nicht länger versuchen.

Wie sollte ich jemandem verzeihen, der sich dessen, was er mir angetan hatte, gar nicht bewusst war? Mein Verstand sagte mir, mein Vater sei selbst ein gepeinigtes Kind gewesen, unverstanden und ungeliebt; ich sollte also nachsichtig und mitfühlend sein mit ihm. Stattdessen kochte ich vor Wut.

Der Hass auf meinen Vater hatte sich – wie stecken geblieben – gegen mich selbst gerichtet. Und dieser Selbsthass brachte mich um, zwang mich nieder, rang mit mir wie ein Tier, das ich in meinen Körper eingesperrt hatte.

»Jeder Selbstmord ist ein verhinderter Mord«, schrieb Sigmund Freud. Erst jetzt verstand ich, was er damit meinte. Ich wollte meinen Vater umbringen und brachte stattdessen mich selber um. Denn ich wusste, dass mein Vater selbst nicht anders konnte – fühlte aber zugleich diesen unbändigen Hass. Mein Dilemma war also ein Konflikt aus Wissen und Fühlen. Genauer gesagt wollte ich gütiger handeln, als ich emotional konnte. Ich versuchte, mit meinem Verstand meine Gefühle zu beherrschen. Das war der grundsätzliche Fehler.

Warum tat ich das überhaupt? Hass war für mich ein negatives Gefühl. Es ist unschicklich, dieses hässliche Gefühl zu hegen – besonders gegen seinen Vater, den man ehren und lieben soll.

Mein Verstand nahm meinen Vater also vor meinen Gefühlen in Schutz; ich wollte meinen Vater vor meinem Hass beschützen. Die Quelle, der Kern der ganzen ausweglosen Situation war mein Bedürfnis nach väterlicher Liebe, das seit Generationen in meiner Familie ungestillt war und unter dem mein Vater selbst litt. Ohne diese Liebe war eine Aussöhnung nicht möglich. Das Kind in mir würde so lange hassen, bis es sich geliebt fühlte.

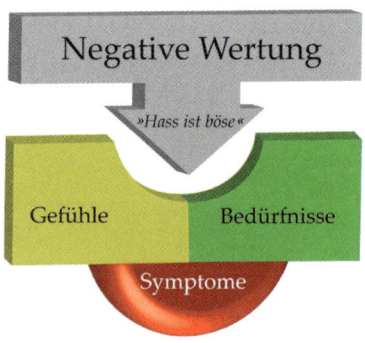

Die negative Wertung eines Gefühls oder eines Bedürfnisses zwingt dieses in die Verdrängung. Dort macht es durch Druck, Spannung und zuletzt Krankheiten auf sich aufmerksam.

Wie ließ sich dieser Gordische Knoten lösen? Ich begann, mir die unleugbare Wahrheit einzugestehen. Im Sessel sitzend, sprach ich halblaut vor mich hin: *»Ich hasse meinen Vater.«*

Immer wieder sprach ich es vor mich hin, dankbar, dieser Wahrheit endlich Ausdruck verleihen zu dürfen. Eine tiefe Trauer stieg in mir auf, während ich über meine Worte nachsann. Ich griff den Impuls auf und sagte: »*Ich bin traurig, weil ich meinen Vater hasse. Es macht mich traurig, meinen Vater zu ...*« – »hassen« wäre das Wort gewesen, das ich sagen wollte, stattdessen drängte sich jetzt das Wort »vermissen« auf. Ich sagte es: »*Es macht mich traurig, meinen Vater zu vermissen. Ich vermisse die Liebe meines Vaters.*« Vom Hass war keine Spur mehr vorhanden, stattdessen war ich jetzt sehr stark in Kontakt mit meinem Bedürfnis nach väterlicher Liebe, einem Bedürfnis, das sich so schmerzhaft in mein Herz grub, als ramme ein Kind seinen Kopf dagegen. Erstaunt, verwirrt und zugleich verzaubert nahm ich den Kopf dieses Kindes gleichsam in die Hand und begann ihn zu streicheln. Ich gab ihm so viel Zeit und so viel Raum, wie es brauchte, bis es sich nicht länger allein fühlte.

In dieser Nacht schlief ich so gut wie seit Jahren nicht mehr. Irgendwie hatte ich es geschafft, mir selbst das Gefühl väterlicher Liebe zu geben. Als bestünde ich aus zwei Teilen, einem liebevollen und einem, der diese Liebe gesucht hatte. Offenbar konnte ich mich in einen Zustand der Fülle und des inneren Reichtums zurückversetzen, unabhängig von dem erlebten Mangel. Dazu bedurfte es zwangsläufig einer Ebene der Fülle, die nicht der Ebene des Mangels entsprach. Ganz unten, am tiefsten Punkt des Bewusstseins, schien eine Kraft zu existieren, die rein war, heilsam und willensfrei. Diese wollte ich berühren; ich wollte mit ihr verschmelzen. Sie wurde mein Ziel.

Die Meditation wurde zum Sinn und Wahnsinn meines Lebens. Ein klares Ziel zu haben, schien hinderlich zu sein. Aber ich *wollte* mich verändern, wusste nur nicht wie. Mit meinen herkömmlichen Methoden der Meditation stieß ich lediglich sehr hart und deutlich an meine Grenzen. Hier kam es zu einem Schlüsselerlebnis in meinem Leben.

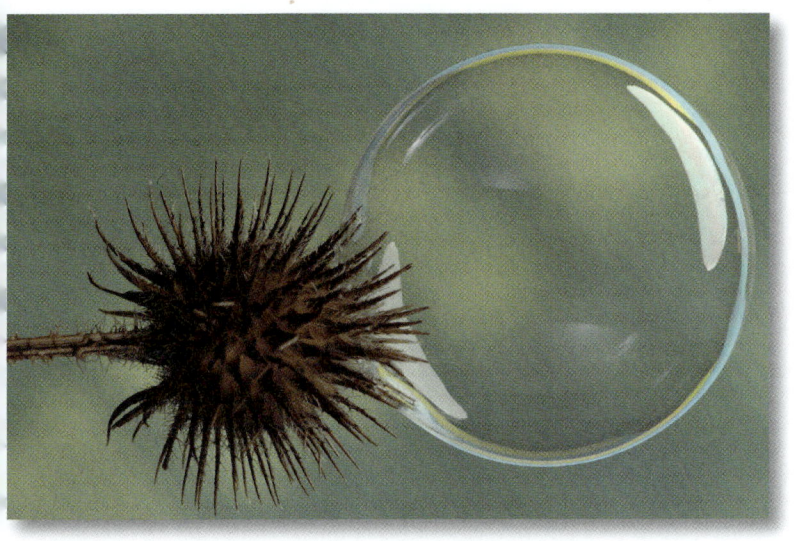

Der spirituelle Unfall

Frustriert und in Eile fuhr ich an diesem Abend mit dem Auto durch die Stadt. Zwei Wagen vor mir sah ich eine junge Frau ihr Auto sportlich um die Kurve lenken. Dabei übersah sie die grün leuchtende Fußgängerampel und fuhr mit einem den Hang hinabpreschenden Radfahrer zusammen. Sein Körper flog wie eine Stoffpuppe durch die Luft. Bremsen quietschten, Glas splitterte, Leute rissen Augen und Münder auf, um ihre Hände dagegenzupressen. Das Fahrrad lag unheilvoll verbeult vor dem Wagen.

Ohne groß daruber nachzudenken, griff ich zu meinem Verbandskasten und rannte zur Unfallstelle. Der Mann lag so seltsam verdreht auf der Straße, dass mir sein bloßer Anblick wehtat. Rasch zog ich mir Latexhandschuhe über. Überall war Blut. Den Verbandskasten legte ich beiseite. Meine Pflaster waren nicht groß genug für diese Wunden.

Das linke Bein, wo ihn das Auto getroffen hatte, war mehrfach gebrochen und lag schief. Sein rechter Arm hatte wohl den Sturz auf die Straße abgefangen, um seinen Kopf zu schützen, und war ebenfalls gebrochen. All das waren kleine Verletzungen, verglichen mit dem Kopf des Mannes. Er war schwer verwundet und entlang einer großen Risswunde offen. Blut schwappte wie aus Eimern daraus hervor und bildete rasch einen kleinen See.

Der Mann lebte noch und war bei vollem Bewusstsein. Er fragte, was passiert sei. Ich nahm vorsichtig seine Hand, versuchte sie sanft zu drücken, bis er mich ansah, und dann sagte ich ihm so ruhig wie möglich, er sei von einem Auto angefahren worden und solle sich keine Sorgen machen. Ich würde bei ihm bleiben und ihm helfen. Der Körper und die Stimme des Mannes begannen heftig zu zittern. Immer wieder ging seine Hand zu seinem Kopf, um die Wunde zu berühren. Ich fing seine Hand kurz vor der klaffenden Wunde ab und drückte sie sanft.

Er wollte wissen, wie schlimm es sei. Ich konnte seinen Schock spüren, die Angst, was mit ihm geschehen war: Plötzlich lag er bewegungsunfähig am Boden, obwohl ihm gerade noch der Fahrtwind um den Kopf geweht hatte.

An seiner Stelle würde ich die Wahrheit wissen wollen, ohne Angst davor haben zu müssen, dachte ich. Also beschrieb ich ihm möglichst ruhig die Situation. »Du bist mit dem Fahrrad die Straße hinuntergefahren. Deine Ampel war grün, du hast keinen Fehler gemacht. Aber ein Auto hat dich von links erwischt. Jetzt liegst du auf dem Rücken. Das ist auch gut so. Bleib ganz ruhig liegen. Es kommt gleich Hilfe.«

Das Flackern seiner Wimpern und Augen beruhigte sich. Er schien sich zu erinnern und zugleich zu entspannen.

»Da ist etwas Warmes an meinem Kopf. Was ist an meinem Kopf?« Seine Hand schnellte wieder nach oben zum offenen Schädel; ich nahm sie vorsichtig auf und drückte sie wiederum sanft.

»Ja, da ist etwas Blut. Das Blut ist warm, das kitzelt wohl. Aber keine Sorge, das wird schon wieder.«

»Ja? Meinst du? Wie schlimm ist es?«

Und in diesem Augenblick wurde ich mir der absurden Verantwortung bewusst, die ich hatte. Vielleicht war ich der letzte Mensch, den er in seinem Leben sehen würde. Hatte ich das Recht, ihm Informationen vorzuenthalten, die seine Seele vielleicht brauchte, um sich vorzubereiten? War ich klar genug? War ich warmherzig genug? Diese Fragen hatten sich mir bisher nicht gestellt. Wie auf Autopilot war ich hergeeilt — jetzt schalteten sich Herz und Gewissen lautstark ein.

Mein Herz wollte ihn beruhigen, ganz gleich, wie schlimm die Lage war. Mein Gewissen hatte Angst, sich zu versündigen; es sagte: Wenn er jetzt stirbt, war das Letzte, was er von dir gehört hat, eine Lüge!

Wie absurd das Leben ist, dachte ich. Wie völlig absurd! Da fährt ein netter Mensch auf seinem Fahrrad durch die Stadt, und im nächsten Augenblick liegt er — ohne jede Schuld — halbtot auf dem Boden.

Ich entschied: Er kann sich nicht bewegen, also bin ich seine Augen und seine Ohren. Ich rede beruhigend mit ihm, aber ich lüge ihn nicht an. Er könnte das merken und würde nur noch mehr Panik bekommen, weil er das Schlimmste befürchten würde. Und zwar in *allen* Punkten, weil er mir nicht mehr vertraut.

»Wie schlimm ist es?«, fragte er noch einmal und sah mich mit seinen blauen Augen an. Ich konnte diese Augen nicht anlügen.

»Da ist eine Wunde am Kopf. Die blutet stark, aber es ist besser, das Blut fließt ab als in den Kopf hinein, oder?«

»Ja. Ja, ich glaube schon«, sagte er. Seine Augen begannen sich unwillkürlich zu verdrehen. Er verlor langsam das Bewusstsein.

»Es wird besser sein, dich im Krankenwagen wegzubringen, was meinst du? Die können sich viel besser um dich kümmern, oder?« Tatsächlich waren wir nur wenige Meter vom Krankenhaus entfernt. Dennoch würde es noch Minuten dauern, bis Hilfe eintraf. »Wo wolltest du denn hin?«, fragte ich, um ihn bei Bewusstsein zu halten.

»Ich, ähm … «, sein Mund bewegte sich mühsam und verklebt, »zu meinem Vater.«

»Kannst du deine Beine spüren?«

»Ja …, ja, kann ich.«

»Und kannst du deine Zehen bewegen?«

»Ja, ich glaube schon.«

»Das ist gut, dann ist die Wirbelsäule intakt.«

Ich lenkte seine Aufmerksamkeit mit meinen Fragen durch seinen Körper und half ihm so, sich zu beruhigen, bis der Krankenwagen kam.

Als die Sanitäter endlich mit ihm wegfuhren, rief jemand meinen Namen. Ich schaute mich um. Am Straßenrand stand ein Freund aus Kindertagen vor mir. Wir hatten den Kontakt zueinander verloren. Er starrte mich an, wie ich blutüberströmt dastand. Das Blut war hinter die Handschuhe geflossen und hatte sich an den Ärmeln meines Hemdes emporgesogen.

»Hast du den Unfall verursacht?«, fragte er mich ernst und zugleich albern grinsend.

»Nein. Aber spielt das eine Rolle?«, sagte ich. Seine Frage ärgerte mich. Als ob mein Bemühen, zu helfen, von irgendeiner Schuld abhängig wäre, die ich wiedergutmachen müsste.

Als ich diesem Gedanken nachlauschte, fiel ein tonnenschwerer Groschen ...

Die spirituelle Situation des Menschen ist der des verunglückten Radfahrers sehr ähnlich. Wir alle stehen unter Schock. Wir werden alle in diese Welt geboren, aus Gründen, die wir nicht kennen, erlitten einen Schaden, den wir weder begriffen noch verziehen haben, und jetzt liegen wir verwundet, verwirrt und wie erstarrt da.

Es spielt keine Rolle, wer diesen spirituellen Unfall verursacht hat. Entscheidend ist, etwas dagegen zu tun! Und zwar so warmherzig und klar wie möglich. Ich entschied: Genauso wenig wie diesen Radfahrer durfte ich mich selbst anlügen. Ich würde mir in Zukunft möglichst genau meine Situation beschreiben, um die Kontrolle zurückzugewinnen. Ich durfte nicht noch einmal das Vertrauen in mich selbst verlieren. Das schwor ich mir.

Wie bei einem Schwerverletzten auf der Straße ging es *nicht* darum, die Situation vollständig zu verstehen. Schuld und Verantwortung waren völlig uninteressant. Der Unfall war passiert. Ende der Geschichte. Jetzt ging es darum, in den Körper zu spüren, wertfrei wahrzunehmen, wie es dem Körper ging, und diesen Körper zu heilen. Da es sich um einen spirituellen Unfall handelte, ging es auch um die Heilung eines spirituellen Körpers.

Wie dieser Radfahrer war auch ich auf dem Weg zu meinem Vater gewesen, jedoch auf der spirituellen, nicht auf der physischen Ebene. Es hatte einen Unfall gegeben, ich wurde schwer verletzt. Jetzt musste ich heilen. Nichts war wichtiger, nichts *mehr* von Bedeutung als meine Heilung.

Mit dieser Einsicht meditierte ich nicht länger aus der Perspektive eines Menschen, der sich entwickeln wollte. Ich meditierte aus der Perspektive eines kosmischen Phänomens, das sich selbst erkennen will. Ich suchte nicht länger nach dem Ende der Suche. Ich gab auf. Wenn ich etwas gegen meinen »spirituellen Unfall« tun wollte, durfte ich weder wollen noch nicht wollen. Ich durfte weder suchen noch nicht suchen. Wenn ich Vertrauen lernen wollte, musste ich mich vertrauensvoll fallen lassen. Ich musste mich der Situation hingeben, um *anschließend* zu sehen, was möglich wäre, nicht umgekehrt.

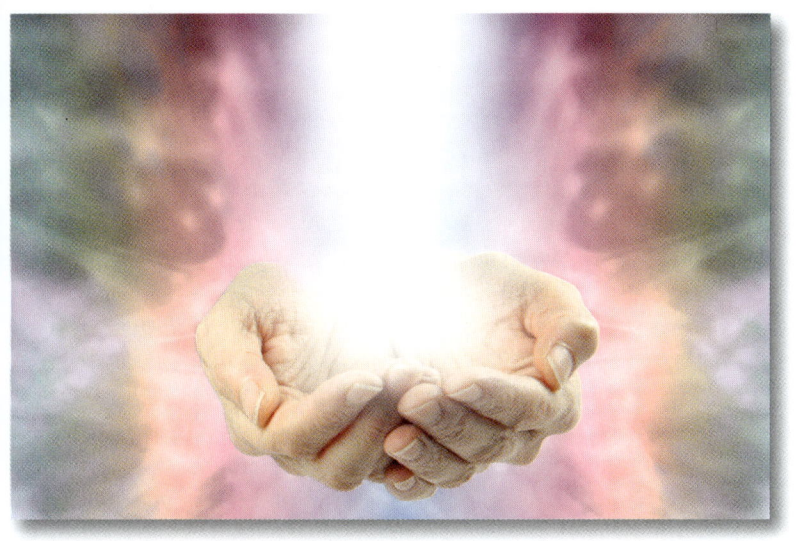

Wir sind aus Licht

Wer seine Gedanken verändern möchte, muss seine Gefühle verändern. Wer seine Gefühle verbessern möchte, muss seine Bedürfnisse kennen und stillen. Wer seine Bedürfnisse stillen will, muss Kontakt zu der Quelle aufnehmen, der alles entströmt.

In diesem Wissen versunken, glomm in der täglichen morgendlichen Meditation über mir heller und strahlender als jemals zuvor ein hellweißes Licht auf. Langsam kam ich diesem Licht näher. Ängste rankten sich um meinen Brustkorb und schnürten mir den Hals zu. Die Angst zu sterben würgte mich wie eine Schlange. Aber ich spielte nicht mehr mit. Es war mir egal. Ich war mir egal. Und ganz plötzlich streifte ich die schwere Rüstung ab, mit der ich mich gepanzert hatte. Und mein Geist wurde frei und freier, wie ein Dschinn aus der Wunderlampe strömte er aus meinem kleinen, engen Körper. Das Licht wurde stärker, und als ich aufgab, mich hingab, ich mir selbst erlaubte zu sterben, geschah es: *Ich wurde Licht.*

Es war, als ob mein Geist von seiner leiblichen Hülle befreit würde. Ich spürte mich selbst stärker als je zuvor – als sei der Körper nur ein enges Gefäß, dessen Grenzen ich plötzlich gesprengt hatte. In der Klarheit des Lichtes aufgelöst, verstand ich ohne Worte oder Gedanken: Ich bin ein ewig währender Augenblick. Raum und Zeit existieren nicht, »ich« existiere nicht, Leben und Sterben ist Teil der Illusion, die ich erschaffen habe. Ich bin ein kosmisches Bewusstsein, weder lebendig noch tot, weder Gott noch Mensch, weder habe ich eine Form noch bin ich formlos, weder bin ich hier noch bin ich dort, ich bin überall. Ich bin weder alt noch jung, *ich bin seit Ewigkeiten.* Weder bunt noch farblos, weder Mann noch Frau, sondern alles in seiner geeinten Vielfalt. Ein lebender Widerspruch, der göttliche Kontrapunkt, das Äon, die Einheit der Zweiheit, das Paradoxon eines billiardenfachen Ichs ...

Ich hätte nicht sagen können, ob ich Sekunden oder Stunden in diesem Zustand verweilte. Mit wachen Augen zeigte sich mir eine neue Welt. Es war Frühling, und über den Wipfeln der Bäume quollen die Wolken, als ob Himmel und Erde sich mischten. Ich spürte mich selbst so deutlich und meine Umwelt so klar wie zuletzt als kleines Kind. Einen Körper zu besitzen, atmen, schauen und riechen zu können, die Maserung der Gegenstände zu berühren: All das beglückte mich. Meinen Arm zu heben, die Energie zu spüren, wie sie durch meine Hände floss: Das war magisch. Die Schmerzen, die vielen unerträglichen Schmerzen hatten mir die Freude an meinem Körper genommen.

Die nächsten Tage waren die glücklichsten meines Lebens. Meine Seele fühlte sich wie reingewaschen an, als wäre der Sumpf meiner Innenwelt zum ersten Mal mit der Wärme der Sonne in Berührung gekommen.

Aber der Morast war tief und klebrig, gnadenlos zog er mich wieder zu sich herab. Schon bald fühlte ich mich wie die Blüten der Erkenntnis, die zu schrumpeln und zu modern begannen. Noch mehr Müll, den ich verarbeiten musste, dachte ich. Die erste und einzige *unleugbare Wahrheit* meines Lebens, die Kern meines Wesens geworden war, verlor sich im Schatten eines wuchernden Gedankenwirrwarrs. Diese strahlende Wahrheit schien mir – jetzt, wo ich sie nicht mehr fühlte – fern jeden normalen Lebens, fern der Menschen, die ich liebte, fern von mir selbst, fern der Welt. Wenn alles, was existiert, kosmisches Bewusstsein ist, wieso leiden wir dann? Wieso tat ich mir selbst so viel Leid an? War der Gott, der wir alle sind, ein Masochist? Erleuchtung schien mir ein Witz biblischen Ausmaßes zu sein. Wie mit einem Steckschuss der Erkenntnis, vom Blei der Wahrheit vergiftet, blutete ich innerlich aus. Was sollte ich mit dieser Wahrheit anfangen? Sie war so übernatürlich wie unmenschlich und weit entfernt von dem, was ich leben konnte. Wofür war diese Erkenntnis gut? Ich fühlte mich zermürbt, müder und gefangener als zuvor, wie ein Verhungernder, der Tische mit herrlichen Speisen erblickt, ohne sie berühren zu dürfen. Ich wollte die süßen Früchte der Erkenntnis auf meiner Zunge spüren; doch zugleich lähmte mich eine Angst, als könnte ich in einen übergroßen Honigtopf fallen und darin ertrinken.

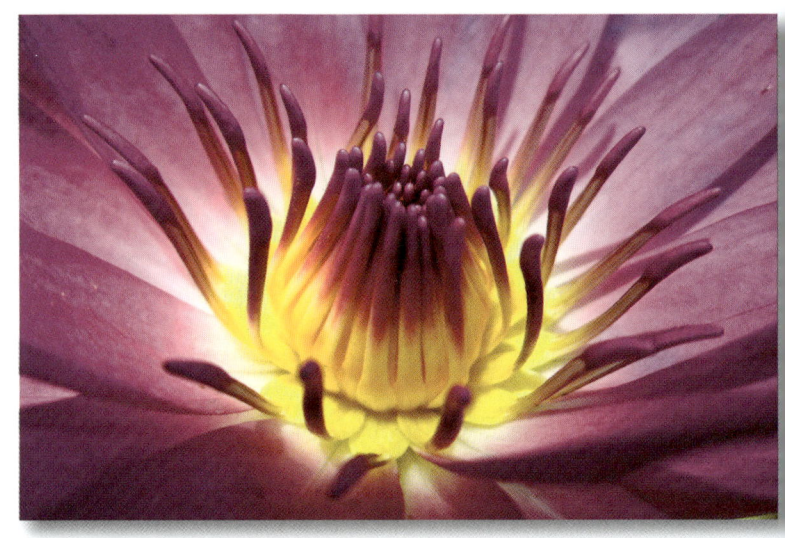

Der Schmerz des Glücklichseins

Völlig neue Fragen drängten sich mir auf, Fragen, denen ich als normaler Mensch niemals Bedeutung beigemessen habe: Was ist Angst? Wenn ich alles bin, was ist, wovor habe ich dann Angst? Was ist Erschöpfung? Wenn alles einer ewigen Quelle unerschöpflicher Energie entströmt, warum fühle ich mich dann müde? Was ist Schlaf? Wenn ich ein nie ruhendes, ewig waches Bewusstsein bin, wieso muss »ich« dann schlafen? Wo bin »ich« während des Schlafes?

Unter Qualen bemühte ich mich, diesen höheren Zustand zu erreichen. Wie ein Affe, der mühsam Laufen und Sprechen lernt, bemühte ich mich, an diese innere Klarheit zu gelangen. Das Göttliche in mir rang mit dem Tier in mir. Erlaubte ich den Heilkräften zu wirken, begann ein Prozess in meinem Körper, als würde starker Strom durch ihn fließen. Die Muskeln verspannten sich, andere hingen plötzlich entlastet herab. Organe wurden von dieser unbekannten Kraft durchgespült, wobei sich der gelöste »Dreck« zuweilen an anderen Stellen verfing, wo er zunächst mehr Spannung und Schmerz verursachte als an der Stelle zuvor. Indem ich meinem Körper vertraute, konnte ich tiefer in ihn hineinlauschen. Sobald ich eine Dissonanz wahrnahm, konnte ich zulassen, dass sie sich löste. Alles, was »ich« dazu tun musste, war, den beginnenden Selbstheilungsprozess auch zum Abschluss kommen zu lassen. Knochen schienen sich zu verschieben, meine Wirbel, die Schädelplatten und Zähne zum Beispiel. Hüft- und Wangenknochen stimmten sich wieder aufeinander ab, ebenso die Fußknochen, die Wirbel rutschten wieder zurück in die Mitte. Energie- und Blutströme flossen wieder im gleichen Rhythmus: Als wäre ich mein Leben lang krumm und schief gewesen, wurde ich jetzt begradigt.

War das bei allen Menschen so? Unterdrückten wir alle diese enorme Heilkraft, um zu bleiben, wer wir sind? War ich tatsächlich »unbewusst mit Absicht« so lange depressiv geblieben? Weil ich nicht verzeihen wollte? Wie konnte ich mir das selber antun? Nie wieder würde ich mich selbst so schlecht behandeln!

Der Grund dafür, weshalb wir nicht einfach in einen besseren, freieren Zustand springen, sind die Schmerzen, die uns eine solche Veränderung bereitet. Eine positive Veränderung in unserem Gefühlsleben bringt uns zwangsläufig mit den alten, noch unversorgten Stellen in unserem Körper in Kontakt. Darum halten wir oft an unseren alten, freud- oder lieblosen

Gefühlen fest. Eine Veränderung zum Positiven wäre vorübergehend schmerzhafter für uns als der augenblickliche Zustand. Wer jedoch seine Wunden und Schmerzen verleugnet, verleugnet einen Teil von sich selbst. Wenn du deine Schmerzen verleugnest, verhältst du dich dir selbst gegenüber nicht besser als die Menschen, die dich damals verletzt haben. Darum suche während einer Meditation immer den wundesten Punkt, den du finden kannst. Wenn du hier heilst, heilst du an der tiefsten Stelle.

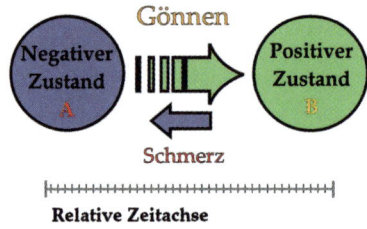

Der Wechsel in einen positiveren Zustand bringt uns mit altem Schmerz in Kontakt. Nur wer ihn überwindet, fühlt sich dauerhaft besser.

Was ich erlebte, glich einer Wiedergeburt. Noch einmal schmerzvoll durch den Geburtskanal der Seele geschoben, fand ich mich in einem Jenseits wieder, das ganz im Diesseits ist. Die Vertreibung aus dem Paradies ist nie physisch erfolgt, nur spirituell. Die Erbsünde, die wir alle teilen, besteht darin, unversöhnt mit uns selbst zu sein – unversöhnt mit unserer Liebe, unversöhnt mit unserer Güte, unversöhnt mit Gott.

Versöhnung – das ist so ein weiches Wort für einen Prozess, der so hart und qualvoll sein kann. Versöhnung – das klingt wie ein Kuss, der jedoch viele schmerzvolle Jahre auf sich warten lässt. Zugleich hat Versöhnung nur in der Dunkelheit der Seele eine Bedeutung. Das Licht der Sonne blendet uns nur, solange wir nicht selbst die Sonne sind. Sich mit sich selbst zu versöhnen bedeutet, sich von der Ursünde zu befreien, der Urwunde der Seele, die uns von Gott trennt und aus dem Garten Eden vertreibt. Wer zu Lebzeiten stirbt, erkennt, dass er nie geboren wurde. Wer seinen Körper loslässt, bevor er verwelkt, erkennt, dass er einer ewig glühenden Blume gleicht. Wer seinen letzten Atemzug an die Liebe verschwendet, fühlt, dass er immer und ewig von ihrem Odem durchdrungen ist.

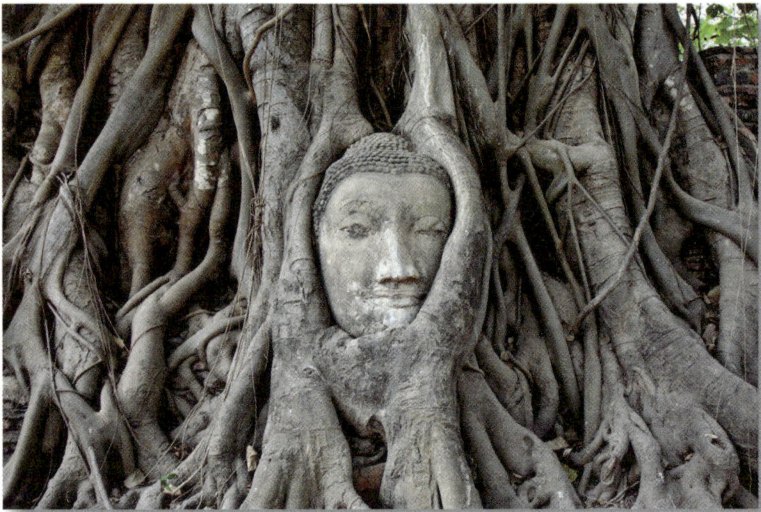

Im Körper zu Hause

Es dauerte über drei Jahre, meinen körperlichen und geistigen Zustand zu harmonisieren, Jahre, die ich täglich bis zu acht Stunden in Meditation verbrachte.

Als ich die Angst vor der Angst loslassen konnte, spürte ich, wie locker mein Körper von Natur aus ist und dass in Wahrheit ich ihn verspanne.

Als ich die Angst vor meinen Gefühlen loslassen konnte, kochte ich vor Wut, hasste mich selbst und die ganze Welt, schrie und weinte, bis die Wogen sich glätteten und Stille einkehren durfte.

Als ich die Wut und die Trauer loslassen konnte, war es möglich, an jenen bedürftigen und verletzten Teil von mir heranzukommen, der tief in mir pochte. Kontakt mit diesem zutiefst verletzten Stück meiner Seele zu halten, linderte den Schmerz, und die Leere in meinem Herzen füllte sich auf.

Aber erst, als ich die Angst vor mir selbst loslassen konnte, wurde das Licht auch mein Zuhause. Wenn mich heute jemand fragt: »Was bist du?«, antworte ich wahrheitsgemäß: »Ich bin kein Mensch, genauso wenig wie du. Aber das Menschsein ist eine meiner Facetten.«

Die Gewissheit, dass alles göttliches Bewusstsein ist, reifte von einer Idee über eine Erfahrung und wuchs zur alltäglichen Realität heran. Aber der Zweifel wirkt stark in vielen Menschen. Als ich meine Zweifel überwand, ob die Energie allen Lebens eine *reale* Energieform sei, sah ich sie zum ersten Mal aus den Körpern meiner Mitmenschen strömen. Die Lebensenergie dampfte wie rauchförmiges Licht aus den Köpfen meiner Mitstudenten heraus. Während einer Vorlesung leuchteten die Körper um mich herum wie von einem illuminierten Plasma umwölkt. Jeder Gedanke, jedes Gefühl und jede Bewegung regte dieses »Plasma« zu farbenfrohem Leuchten an. Die Farben schienen ebenso eine Bedeutung zu haben wie die Formen, in denen die Energie aus dem Körper herausstrahlte oder dampfte. Sanfte, schwadenförmige Bewegungen der Energie bezeugten einen beruhigten Gemütszustand. Starr strahlende oder herausstechende Energie war mit einem aufgeregten und fixierten Gemütszustand identisch.

Der wohligste Gemütszustand stand sichtlich in Verbindung mit Fließen- und Loslassen. Sobald wir uns gegen uns selber wehren, sobald wir uns selbst festhalten, wendet sich unsere stärkste Kraft gegen uns. Wir sollten wie Wasser sein: formlos geformt, eine sanfte Gewalt. Wasser geht den Weg ohne Weg.

Zu Hause experimentierte ich mit dieser Energie. Sobald ich mich in ein bestimmtes Gefühl hineinsinken ließ, leuchtete meine Aura vor dem entsprechenden Chakra in einer Farbe auf. Verstärkte ich meine Liebe, leuchtete mein Herzchakra grün und rosa auf. Sobald ich meine Liebe noch größer werden ließ, zeigten sich plötzlich dunkle stäbchen- oder fleckenförmige Stellen in meinem Körper. Waren das Blockaden? Die Spannung war an diesen Stellen im Körper erhöht. Die unterdrückte Energie wurde von der Liebe gleichsam geweckt und begann zu schwingen. Ihre Farbe wie ihr Sitz im Körper verwiesen auf ihre Herkunft. Dunkelgrüne Blockaden, die auf dem Herz- oder Gallenblasenmeridian saßen, erwiesen sich als verdrängte Trauer. Braune Energie, die auf dem Magenmeridian saß, war oft unterdrückte Wut. Und so weiter ... Das Ganze folgte einer so klaren Logik wie eine psychische Physik, eine Anatomie der Seele.

Der Reinigungsprozess, den ich die nächsten Jahre durchlief, verlangte mir alles ab, was ich geben konnte. Sport, Diät und Meditation wurden mein Leben. Aus meinem Mitleid – das Leid, das ich empfand in Kontakt mit anderen Menschen – wurde Mitgefühl. Immer tiefer fiel mein Blick in die Herzen der Menschen und Tiere. Die Seele ist wie die See, die alles in sich spiegelt, je ruhiger sie daliegt. Diese Ruhe, diesen inneren Frieden Tag und Nacht in mir zu spüren, ist ein schwer verdientes Geschenk, das ich mit so vielen Menschen wie möglich teilen möchte. In dieser Ruhe transformieren wir die Wunden und Splitter der Seele zu sanft schillernden Perlen. Wie eine Muschel, offen und weit, zeigt die Seele ihren kunstvoll verwandelten Schmerz: vollendet, weiß geworden ... Jeder hat dieses Geschenk der Heilung verdient. Ich möchte es mit dir teilen.

Als Sigmund Freud damals sagte, er kuriere Menschen, indem er mit ihnen rede, hielten das viele für verrückt. Wenn ich heute sage, wir können Menschen heilen, *ohne* mit ihnen zu reden, denken viele erneut, das sei verrückt. Aber die kritischen Stimmen verstummen. Es wird eine Zeit kommen, in der wir alle unser volles Potenzial leben.

Im Laufe der Jahre als Heiler lernte ich immer mehr über die Zusammenhänge, Formen und Farben der Blockaden. Die Gefühlswelt eines Menschen färbt und formt seine Aura, die in Hüllen und Wolken unseren Körper umgibt. Ziehen wir unsere Aufmerksamkeit aus unserem Körper ab, folgt die Energie ihr nach, und die Aura beult sich nach oben aus. Jedes Lebewesen hat sich eine »emotionale Überlebensstrategie« zugelegt, die in der Aura sichtbar ist. Ängste oder unterdrückte Wut zeigen sich ebenso wie die Beziehung zu uns selbst und die Einstellung unseren Gefühlen gegenüber. Lehnt ein Mensch die Wut als negativ ab, unterdrückt er ihre Energie, und die Aura verdunkelt sich vor dem Vitalchakra. Ist jemand von Ängsten zerfressen, entsteht ein blaues Netz, das den Körper umspannt.

Die klare Farbe eines Chakras bezeugt seine Reinheit. Ist es verdunkelt oder mischen sich die Farben der anderen Chakras zu sehr ein, wird das Chakra in seiner Arbeit gestört. Die Meridiane sind wie Blutadern der Chakras, ihre Energie pulsiert in diesen feinstofflichen Adern.* Sollte sich kugelförmige, hell leuchtende Energie im Unterbauch (dem Vitalchakra) befinden, handelt es sich um eine sogenannte »helle Blockade«, die typisch ist für Autoimmunerkrankungen.** Zeigt sich eine blaue, ausgefranste Energie, die chronische Schmerzen verursacht, hat die Urangst den Körper im Griff.*** Viele Zivilisationskrankheiten, beispielsweise Allergien und Depressionen, aber auch Krebserkrankungen in all ihren Erscheinungsformen, erscheinen vor diesem Hintergrund als dringende Bitte und Botschaft an uns selbst, unsere Lebensweise zu ändern.

Leider sehen sich viele Menschen erst dann diesen existenziellen Fragen gegenübergestellt, wenn eine schwere Krankheit ihr Leben bedroht. Dabei liegt die größte Chance und Kraft der Energiearbeit in der Vorsorge – dem Vermeiden

---

* Siehe dazu auch: Hartmut Lohmann: *Grundlagen der energetischen Heilung. Warum sie wirkt, wie sie funktioniert.* KOHA Verlag, 2011.

** Siehe dazu auch: Hartmut Lohmann: *Heile dich selbst. Was die Aura schützt und nährt.* KOHA Verlag, 2013.

*** Siehe dazu auch: Hartmut Lohmann: *Lebensenergie im Gleichgewicht. Die Versöhnung mit der Urangst.* KOHA Verlag, 2014.

schwerer Erkrankungen. Darum ist mir diese Arbeit so wichtig. So viel körperliches und geistiges Leid in der Welt wäre überwunden, wenn wir nur besser mit uns umgehen würden.

Meine Hellsichtigkeit ist inzwischen der Schwerpunkt meiner Heilarbeit geworden. Tausenden Menschen konnte ich dank dieser Gabe bei den unterschiedlichsten Problemen helfen. Und es werden täglich mehr. Die hohe Nachfrage zeigt auf, wie groß die Sehnsucht der Menschen nach Heilung ist. Es ist Zeit für eine Methode der Selbstheilung, die Präzision und Effizienz vereint. Krankheiten sind komplexe Systeme. Viele Heilungsmethoden sind effektiv, aber nicht exakt. Sie heilen zwar – aber zuweilen an der falschen Stelle. Andere Methoden sind sehr exakt, aber nicht besonders effektiv. Sie heilen erst nach Wochen oder gar Monaten.

Die Schwierigkeit besteht darin, eine simple Technik zu finden, die exakt und effektiv Krankheiten heilt, Symptome lindert und Probleme löst. Die Technik, die ich in diesem Buch erstmals vorstellen möchte, ist die ausgereifteste Form der Selbstheilung, die ich in zehn Jahren Meditation und Heilarbeit entwickeln konnte. Sie ist für Anfänger so zugänglich wie für Fortgeschrittene. Und sie lindert und heilt bereits nach der ersten Anwendung.

Wir befinden uns inmitten eines Wandels zu einem neuen ganzheitlichen Verständnis von Gesundheit. Unser Bewusstsein wird Mittel- und Ausgangspunkt des Gesundseins und Gesundwerdens. Dieses heilende Bewusstsein ruht auf drei Pfeilern: Körpergefühl, Achtsamkeit und Selbsterkenntnis. Und genau dabei leistet meine Technik bedeutsame Hilfe, um die

fast unüberschaubare Vielfalt und Komplexität des Energie-
körpers begreifen zu können. Selbsterforschung und Selbsterkenntnis sind zentraler Bestandteil der Heilung für Körper,
Geist und Seele. Wir müssen sie wieder zusammenbringen,
damit Heilung entsteht.

Gesundheit geht weit über die bloße Abwesenheit einer
Krankheit hinaus. Sie ist in ihrem Wesenskern ein lebensbeja-
hender Zustand der geistigen Klarheit und emotionalen Vita-
lität. Wir fühlen uns eins und in Harmonie mit uns selbst und
der Welt. Nur dann sind wir ganz.

Ein Mensch in diesem Zustand wird seinen Körper achtsam und respektvoll behandeln. Der Körper ist kein Ballast,
kein Hindernis, keine Schranke des Geistes.

Der Körper ist unser Palast, der Palast der Seele.

Der Körper ist liebevoll, wenn wir es sind.

Der Körper ist freudvoll, wenn wir es sind.

Der Körper ist gesund, wenn wir es sind.

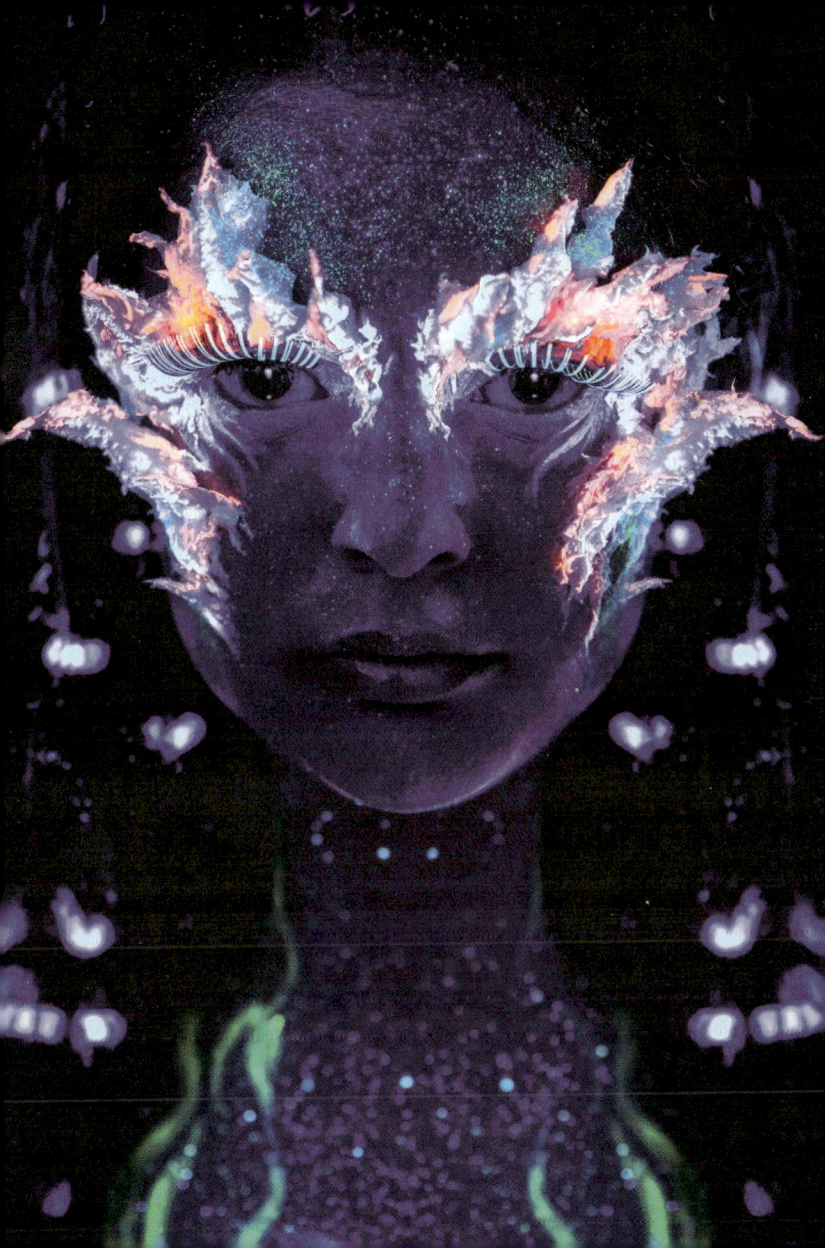

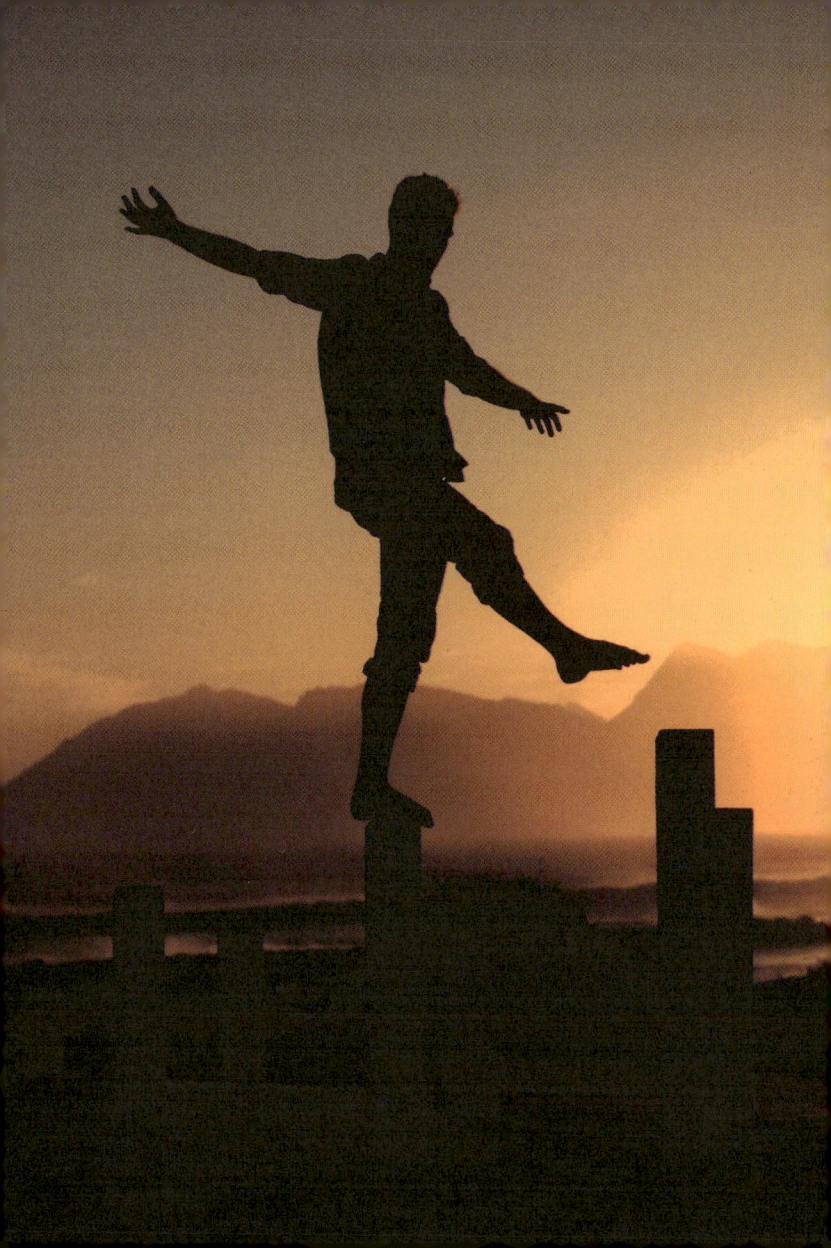

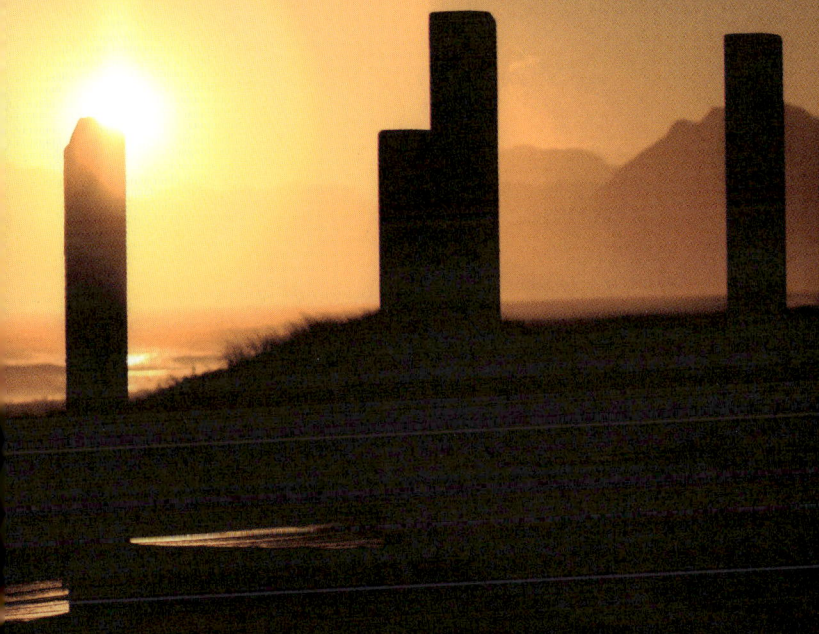

»Alles, was du bist,
alles, was du willst,
alles, was du sollst,
geht von dir selbst aus.«

Johann Heinrich Pestalozzi

Die drei Säulen
der *Gesundheit*

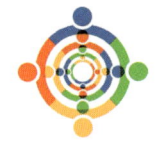

1. Körpergefühl –
Bedürfnisse sind Lebewesen

»Oh Gott, das ist nicht zu schaffen! Das hätte schon längst erledigt werden müssen, dann noch telefonieren, einkaufen und zur Post. Alles viel zu viel. Was für ein Stress, schrecklich, ich kann nicht mehr!«

Stress ist die Geißel unseres Jahrhunderts. Unsere Gedanken entzünden ihn immer wieder neu wie Benzin, das in ein Feuer geschüttet wird. Überfallen uns die negativen Wertungen, machen sie uns das klare Denken schwer. Und doch haben wir ungeahnte Macht über unser Befinden. Gedanken kreisen unentwegt um ein Thema, sei es die anstehende Arbeit, die Familie oder die Zukunft. Damit verursachen wir Stress, der sich nüchtern betrachtet in Luft auflösen würde. Wir wissen, dass wir uns selbst den meisten Druck machen, doch wir sind davon überzeugt, uns diesen Druck machen zu müssen. Kraft unseres Geistes lassen wir messbar den Pegel unserer Stresshormone in die Höhe schnellen, um im Leben voranzukommen.

Stress, Erschöpfung oder Hunger wahrzunehmen und loszulassen – all das fällt uns sehr leicht, wenn wir entspannt im Urlaub mit den Füßen im Wasser die Sonne genießen. Keine Hektik, keine Sorgen, einfach *sein* ... So leicht wäre das Leben, wenn nur der Alltag nicht wäre, oder?

Ja, das nervige Bahnfahren könnte schön sein, achtsam wahrgenommen. Aber der Geruch nach Urin und Alkohol ätzt in der Nase. Und die wenigen Minuten Pause sind auch zu kurz, um sie mit Achtsamkeit zu füllen. Zu Hause wartet der entnervte Partner bzw. die Partnerin, um die Belastungen des Tages auf uns zu übertragen. *Es ist einfach zu viel,* denken wir dann.

Warum ist das Leben so schwierig? Weil unsere Wahrnehmung der Außenwelt allzu oft die Wahrnehmung der Innenwelt niederringt. Unsere emotionale Überlebensstrategie hat uns im Griff.

Viele Menschen sind sensibler für die Ansprüche von außen als für ihre eigenen inneren Ansprüche. Die eigenen Bedürfnisse wichtiger zu nehmen als die Bedürfnisse der Außenwelt und zugleich beiden gerecht zu werden – das ist die Kunst, glücklich zu leben!

Unsere Bedürfnisse im Urlaub wahrzunehmen, fällt uns leichter, weil wir ihnen augenblicklich nachgeben können. Wir haben Hunger? Wir essen. Wir wollen entspannen? Wir legen uns hin. Wir fühlen uns ungeliebt? Wir kuscheln uns an unsere Liebste bzw. unseren Liebsten. Aber im Alltag heißt es: »*Ich muss, ich muss, ich muss ...*«

Zu lernen, dass es bei unseren Bedürfnissen nicht darum geht, sie zu lassen oder auszublenden, ist der Schlüssel. Bedürfnisse und Gefühle sollten nicht schwarz-weiß gesehen werden. Grundsätzlich sind die eigenen Bedürfnisse wichtiger als die Bedürfnisse der Umwelt. Doch im Alltag leben wir es umgekehrt aus. Warum? Weil wir im Beruf die Bedürfnisse der Umwelt befriedigen. Dafür werden wir bezahlt. Im Urlaub ist es dann umgekehrt, und wir bezahlen dafür, dass andere sich um unsere Bedürfnisse kümmern.

Das Problem ist also ein Schwarz-Weiß-Muster, das wir in Bezug auf unsere Bedürfnisse leben. Entweder wir gehen ihnen vollständig nach und entspannen, oder wir ringen sie nieder und stauen somit Ängste und Stress an. Aber es geht auch anders.

Versetze dich regelmäßig im Alltag in die Situation deines letzten Urlaubs zurück. Versuche, deine Bedürfnisse zu fühlen und sie sein und fließen zu lassen. Sie dürfen sich so frei zeigen wie im Urlaub. Und wie im Urlaub lässt du zu, dass deine »Umwelt«, ein Energiefeld um dich herum, diese Bedürfnisse augenblicklich befriedigt.

Sich selbst Stück für Stück wieder an die grenzenlose Fülle der eigenen Energie anzubinden, ist ein heilsamer Prozess. Erst wenn die Bedürfnisse sich zeigen dürfen, können sie auch energetisch gestillt werden. Ob wir dabei Aktenberge durchwühlen, in der Bahn sitzen oder die Mittagspause wieder einmal viel zu kurz ist, spielt dabei keine Rolle.

Die eigenen Bedürfnisse sind wichtiger als die Bedürfnisse der Umwelt. Sind unsere Bedürfnisse gestillt, können wir uns besser um die Bedürfnisse anderer kümmern. Danach müssen wir leben.

Bedürfnisse sind energetisch wie ein emotionaler Hunger zu verstehen. Wir haben Liebeshunger, uns dürstet nach Lebensfreude und Geborgenheit.

Bedürfnisse zu stillen, ist eine der wichtigsten Aufgaben und Möglichkeiten der Meditation. Erst wenn der Hunger gestillt ist, hören das Magenknurren und Gehetztsein auf. Ungestillte Bedürfnisse motivieren unsere Handlungen.

Sind wir emotional gesättigt, finden wir Frieden und Ruhe in uns.

Die beiden größten Grundbedürfnisse des Menschen sind Liebe und Geborgenheit.

In meiner Arbeit unterscheide ich sieben Grundbedürfnisse, die wir entlang der sieben Hauptchakras auflisten können.

Chakra	Farbe	Grundbedürfnis und -gefühl
Wurzelchakra	Rot	Geborgenheit
Vitalchakra	Orange	Vitalität, Sexualität
Bauchchakra	Gelb	Lebensfreude
Herzchakra	Grün und Rosa	Liebe und Zärtlichkeit
Halschakra	Hellblau	Offenheit, Toleranz
Kopfchakra	Dunkelblau	Klarheit
Kronenchakra	Weiß	Transzendenz

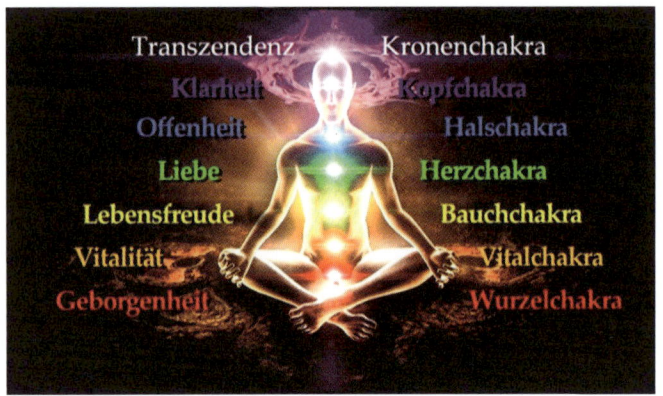

Jedem Chakra kann ein Gefühl und ein Bedürfnis
zugeordnet werden.

Die Technik, die ich vorstellen werde, dreht sich um die Erfül-
lung dieser Bedürfnisse. Sie wird dich zielsicher anleiten, wie
du in Kontakt mit diesen Bedürfnissen kommst und sie stillen
kannst.

Ungestillte Bedürfnisse sind der Hauptgrund für die Leiden der Menschheit. Sie zwingen uns, ihren gefühlten Mängeln nachzugehen. Oft reichen diese Mängel so tief in unsere
Kindheit hinab, dass es Jahrzehnte der Meditation und Stille
bedürfte, sie zu ergründen. Diese Zeit haben wir als normale
Bürger nicht, und wir brauchen sie auch nicht. Mit der Technik
des (Vor)Stellens von emotionalen Problemen lösen wir sie
spielerisch in kurzer Zeit auf.

Kontakt zu seinen Bedürfnissen zu bekommen, ist der
Wendepunkt in jeder Meditation und Heilung. Selbst Buddha

fand erst Erleuchtung, als er fühlte, was er vom Leben erwartete: ein unbeschwertes Wohlempfinden. In diesen Zustand findest auch du zurück, solange du dich nicht vom Weg dorthin abbringen lässt. Jedes emotionale Leid kann auf ungestillte Bedürfnisse zurückgeführt werden. Sie zeigen sich in den drei Wurzeln des Leids: Abhängigkeit, Selbstablehnung und Sinnlosigkeit.

• Abhängigkeit

Auch das Leid und der Stress machen süchtig. Egal, woran wir uns gewöhnt haben, das Gute wie das Schlechte, beides macht uns abhängig. Wer sich an sein Leid gewöhnt hat, der sucht danach, der will seine tägliche Dosis Schmerz jeden Tag erneut erleben.

Das klingt verrückt? Warum stresst du dich dann? Was treibt dich an? Was verlangst du von dir? Wenn du ehrlich in dich schaust, erkennst du die Abhängigkeit von der materiellen Welt. Die Arbeit, das Geld, der Körper ..., sie alle sind Grund und Anlass, sich immer tiefer in Abhängigkeiten zu begeben. Wir können abhängig sein von einem alten Schmerz, einer tief liegenden Wunde. Sie definiert uns, ist Teil unserer Identität. Wer wären wir ohne diesen Schmerz? Wer bist du ohne diese Wunde? Frag dich das, und du wirst eine (gefühlte) Antwort bekommen.

• Selbstablehnung

Leider empfinden viele Menschen eine ausgeprägte Ablehnung gegen sich selbst. Im Osten spirituell verbrämt, ist es im Westen blanker Selbsthass. Dahinter verbirgt sich der Glaube, bestraft werden zu müssen – vielleicht, weil wir zu dick sind oder zu dumm. Wir bestrafen uns selbst für unsere offensichtlichen Mängel oder unsere versteckte Negativität. Belohnungen wie Liebe und Freude müssen wir uns hart verdienen; meistens haben wir sie nicht verdient. All das ist Unsinn, und doch leben wir tagtäglich danach. Es wird Zeit, diese uralten – von Eltern und Lehrern übernommenen – Muster zu hinterfragen, um unsere Liebe zu uns selbst neu zu entdecken.

• Sinnlosigkeit

Die Angst vor der Sinnlosigkeit ist unsere tiefste emotionale Überlebensstrategie. Darum wollen wir niemals ankommen. Es ist unser Ziel, unser letztes Ziel nie zu erreichen. Erfolg kann so zur Waffe der Selbstvernichtung, Geldverdienen zum Selbstzweck werden. Es gibt keinen Ausweg; wir müssen weitermachen, nur um uns nicht zu fragen, was wir ohne all das wären.

Warum? Die meisten Gründe für das Leiden auf Erden sind unverständlich. Das Ego will jedoch Antworten haben, warum uns Schlimmes widerfährt. Wir verbeißen uns regelrecht in unserem Leid und lassen es nicht mehr los. Aber was das Ego nicht loslässt, kann das Herz auch nicht heilen. Und so bewahren wir uralte Schmerzen und vergraben emotionale Verletzungen in uns. Sobald wir sie berühren, fliehen wir vor der Erkenntnis der Sinnlosigkeit des Lebens und des Leidens. Wir lenken uns ab, schalten das Radio oder den Fernseher ein, nur um nicht in Kontakt mit unserer inneren Leere zu kommen. Diese innere Leere ist jedoch die essenzielle Leerheit der Dinge. Sie ist die Heimat unserer Seele! Wie könnte es bedingungslose Liebe und Freude geben, wenn ein Sinn, also eine Bedingung, an sie geknüpft wäre? Wie könnten wir vollkommen frei sein, wenn es eine Bedingung für diese Freiheit gäbe? Selbst die Physiker haben erkannt, dass Raum und Zeit relativ sind. Alles ist relativ, auch der Sinn des Lebens.

Befreien wir uns von dieser Geißel, um völlig sinnlos glücklich und liebevoll zu sein! Das ist unsere Heimat, unsere Bestimmung. Der Sinn des Lebens besteht darin, sinnlos glücklich zu sein!

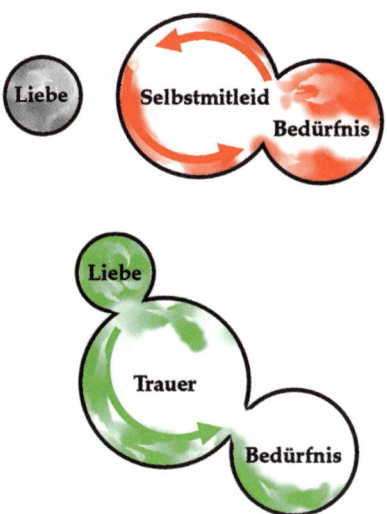

Echte Trauer verbindet unsere Liebe mit dem Bedürfnis nach Liebe. Das Selbstmitleid kreist lieblos um sich selbst. So findet kein fruchtbarer Austausch der Bedürfnisse und Gefühle in uns statt.

Das Schlimmste, was wir im Hinblick auf Abhängigkeit, Selbstablehnung und Sinnlosigkeit tun können, ist, nichts zu tun. Wer nichts gegen seine Leiden tut, hat bereits verloren, bevor es begonnen hat. Darum ist Selbstmitleid auf dem Weg zur Selbsterkenntnis eine der größten Hürden, die ich kenne.

Trauer unterscheidet sich von Selbstmitleid durch das Ergebnis. Während die Trauer unsere Liebe mit dem Bedürfnis nach Liebe verbindet, kreist das Selbstmitleid lieblos um sich selbst. Es findet kein fruchtbarer Austausch der Bedürfnisse und Gefühle statt. Warum? Meistens haben Menschen, die zu Selbstmitleid neigen, nur unzureichend die Erfahrung gemacht, liebenswert zu sein. Ihnen fehlt die Erfahrung, nicht allein zu sein in der Not, sondern gefördert und geliebt zu werden, obwohl sie ängstlich, traurig oder wütend sind. Das haben sie tief in sich verinnerlicht und behandeln sich selbst seitdem so, wie sie einstmals von anderen Menschen behandelt wurden.

Ungestillte Bedürfnisse machen uns abhängig, verbrauchen unsere Kräfte und laugen uns sprichwörtlich aus. Wer sich selbst die Stillung seiner Bedürfnisse nicht gönnt, verharrt in einer emotionalen Starre des Selbstmitleids. In diesem Fall sollte das Selbstmitleid als Thema aufgestellt werden. Die emotionale Wunde darin birgt die Lösung.

Im schlimmsten Fall tun wir nichts; wir warten. Die meisten Menschen verbringen ihr ganzes Leben mit Warten. Sie warten darauf, zur Arbeit zu gehen. Dann warten sie darauf, dass die Arbeit endlich zu Ende ist. Sie warten auf den Urlaub. Sie warten darauf, dass sie glücklich werden können. Darum warten sie auf die Beförderung oder den perfekten Partner. In Wahrheit warten sie jedoch auf sich selbst, darauf, dass ihr

Leben endlich beginnt. Vielleicht warten sie auf die Erleuchtung oder auf den richtigen Moment. Letztlich warten sie auf ein Stück von sich selbst. Sie warten, dass endlich etwas geschieht, warten, dass es gelingt, dass es sich fügt, statt zu erkennen: Wir warten immer nur auf uns selbst.

Worauf wartest du noch? Wie lange willst du noch warten?

Selbstzuwendung ist keine Zeitverschwendung. Selbstliebe ist dein Seelenrecht und Meditation der Weg zur Quelle. Aus dieser Tiefe meiner Seele wünsche ich nichts sehnlicher, als dass jedem Wesen diese Klarheit zuteil wird.

Unser Körper und unser Geist sind nicht das, wofür die Wissenschaft sie hält. Wir sind reines Bewusstsein, ein Licht reinen Gewahrseins. Nur durch die Versöhnung mit uns selbst geschieht die Versöhnung mit der Welt. Es wird Zeit, das zu fühlen. Dein Körper lügt nicht. Egal, wie du dich fühlst; egal, wie es dir geht: Dein Körper wird dir spiegeln, wie es in dir aussieht. Druck und Stress, die dich plagen, plagen zuerst deinen Körper. Darum erweitere dein Bewusstsein, indem du dich in wertfreier Selbstwahrnehmung übst.

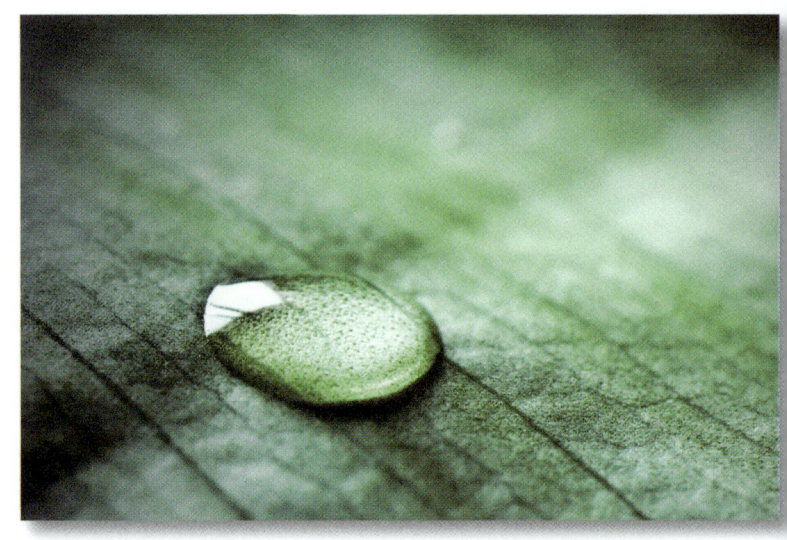

2. Achtsamkeit –
Wertfreie Selbstwahrnehmung

Achtsamkeit entsteht durch wertungsfreies, friedvolles Beobachten. Zeigen wir ein respektvolles Interesse an unserem Körper, wird er uns seine wahre Natur offenbaren. Alles, was wir mit friedvollem Interesse betrachten, offenbart seine wahre Natur.

Doch die wertfreie Wahrnehmung fällt uns schwer, sobald uns etwas persönlich betrifft. Dem Liebesbedürfnis eines Fremden können wir gelassen begegnen, aber unser eigenes Liebesbedürfnis zwingen wir nieder.

Ziel der Achtsamkeit ist es, sich selbst so zu sehen wie alles um uns herum. Die Gegenstände auf dem Schreibtisch sind von gleicher Bedeutung wie die Organe in unserem Körper. Wir bringen den Dingen des alltäglichen Lebens den gleichen Respekt, die gleiche Achtung entgegen wie uns selbst. Und wir achten uns selbst, indem wir ein friedvolles Interesse an unserem Körper und seinen Symptomen zeigen.

Achtsamkeit als wertfreie Selbstwahrnehmung reduziert die natürliche Schwankungsbreite der negativen Gefühle. Parallel blühen die positiven Gefühle von selbst stärker auf. Leider ringen viele von uns die Signale und Botschaften ihres Körpers nieder. Sie wollen ihren Körper nicht spüren, wollen keinen Kontakt zu ihren Gefühlen und erst recht nicht zu ihren Bedürfnissen. Es ist die Angst, die Büchse der Pandora zu öffnen, die, einmal aufgesprungen, nie mehr geschlossen werden kann.

Unser Ego ist die größte Hürde auf dem Weg zu mehr Achtsamkeit. Es liebt die Bewertung und möchte seine Wertung auch wertgeschätzt wissen. Sollte dein Ego die rot gestreiften Sofakissen mögen, magst du es, wenn deine Gäste die rot gestreiften Sofakissen ebenfalls mögen. Die wertfreie Selbstwahrnehmung widerspricht also der emotionalen Überlebensstrategie unseres Ego. Das Ego will alles bewerten und in dieser Bewertung eine möglichst große Bedeutung bekommen. Nach Rat gefragt zu werden, ein Gutachten zu erstellen oder Preisrichter zu sein, ist Balsam für das Ego. Wertfrei seine Umgebung, den Körper oder die Gefühlswelt zu betrachten, ist Gift für das Ego. Es fühlt sich dann überflüssig, also in seinem Rang und damit seinem Überleben bedroht; daher der Ausdruck »tödliche Langeweile«. Tun wir lange genug nichts, stirbt zwangsläufig etwas in uns: das Ego.

Eine gute Übung, den Unterschied zwischen Geist und Ego besser zu spüren, besteht darin, in einen Gegenstand hineinzufühlen. Nehmen wir ein Glas Wasser als Beispiel. Es kann jeder Gegenstand sein, den du willst – Hauptsache, er liegt oder steht real vor dir.

Betrachte das Glas Wasser in Stille und Achtsamkeit. Geistig mit nichts anderem beschäftigt zu sein als einem Glas Wasser, bringt die Gedanken zum Sprudeln und Fliegen. Wie ein wildes Pferd bäumt sich das Ego auf und will nur weg! Das Ego will nichts mit einem Glas Wasser zu tun haben, es fühlt sich degradiert, unnütz, vielleicht sogar minderwertig. Die Welt der Materie als lebendig und mit Bewusstsein erfüllt zu erleben, macht dem Ego Angst. Es will selbst brillieren und strahlen, nicht einem Glas Wasser bei seinem Schillern und Strahlen zusehen! Materielle Dinge zu kaufen, beschwichtigt das Ego, aber Materie zu *sein,* bringt das Ego mit seinen Mängeln in Kontakt. Nutzen wir das, um unser Ego stärker zu spüren.

Fühle jetzt in das Glas hinein. Versuche es als Teil deines Körpers zu sehen und zu spüren. Wenn du es richtig machst, bemerkst du, wie sich dein Körpergefühl ausweitet und der Körper vor dir Teil deines Körpers wird. Fühlst du die sprudelnde Lebendigkeit darin? Fühlst du, wie sich das Wasser fühlt? Wichtig ist, alles wertungsfrei wahrzunehmen. Die Stimme in deinem Kopf, die das alles für Unsinn hält und etwas Sinnvolleres tun möchte, ist dein Ego. Die Bilder, Töne und Gerüche, die du vielleicht wahrnimmst, entströmen deinem Geist. Mit dieser Übung lernst du sehr schnell die verschiedenen Stimmen oder Instanzen in dir kennen und trennen.

Wir lieben, wir hassen, und mittendrin ist in jedem Augenblick diese Stille, diese unerträgliche Stille, die nichts anderes sagt als die Wahrheit, die unser Ego nicht hören will. Dabei enthält das Schweigen – wie eine Möglichkeit – alles, was ist. Die Stille birgt in sich alles, was sein könnte – ein stillschweigender Urknall des Möglichen ... Der Ruhe zu lauschen bedeutet, sich selbst zuzuhören. Das Schweigen kennt die schönsten Wörter. Die Stille spielt die Musik der Schöpfung.

Der heilsame Effekt der Meditation wurde in vielen Studien nachgewiesen. Meditation beruhigt Körper und Geist, senkt Blutdruck und Herzfrequenz, stärkt das physische und psychische Immunsystem gegen Depressionen, Ängste und Schlafstörungen.

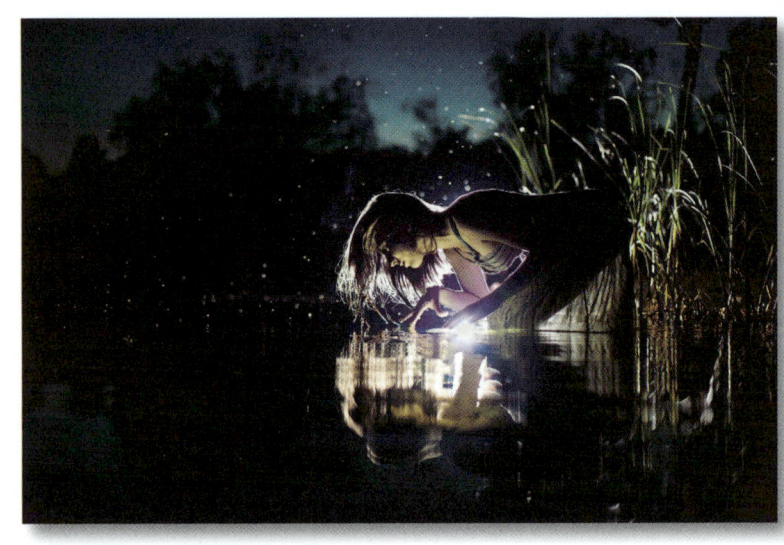

3. Selbsterkenntnis –
Die kleine Erleuchtung

»Erkenne dich selbst« prangte als Inschrift auf dem Apollo-
tempel in Delphi – eine Aufforderung der Seele, sich ihrer
göttlichen Herkunft, Natur und Bestimmung zu entsinnen.
Die erlösende Wahrheit ist für unsere Seele nicht in der Außenwelt zu finden. Sie ruht als ewige Quelle in jedem von uns
und offenbart sich im Gebet und der Meditation als göttlich
und wahr.

Sich selbst zu heilen, bedeutet auch immer, sich selbst
besser kennenzulernen, ein verloren geglaubtes Stück der Seele wiederzufinden. Jedes Mal, wenn wir eine Wahrheit über
uns aufdecken, verstehen wir besser, wer wir sind. Es ist diese

Selbsterkenntnis, die uns heilt, uns näher zu Gott – und damit uns selbst näher – bringt. Die Selbstablehnung trennt uns von unserer Quelle und Kraft und zerstückelt unser göttliches Gefühl der Einheit, bis wir es weder fühlen noch teilen können. Dann verleugnen wir diese Wahrheit und hassen zuweilen jeden, der von Gott oder einer Seele spricht. Der Schmerz der Trennung ist zu groß geworden, um ihn zu spüren. Jetzt schmoren wir lieber im Saft unseres Selbstmitleides, den Mund voller Ekel, Spott und Hohn.

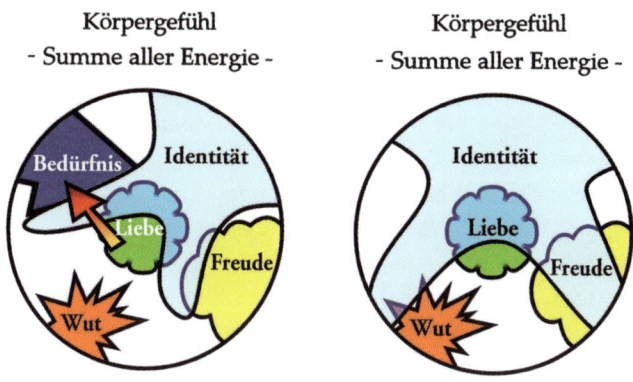

Deine Identität reduziert deine Energie.

Die Kräfte und Worte der Seele sind so rein und unschuldig wie die eines Kindes. Das Kind ist schwach gegenüber der Welt, es muss behütet werden. Die Seele ist schwach gegenüber den Sünden der Welt, auch sie muss behütet werden.

Unsere Seele widersetzt sich der Sünde, solange sie kann. Wenn sie aufgibt, ist das der Sündenfall – wieder und wieder und wieder wird das reine, gottgleiche Wesen in uns aus seinem selbst geschaffenen Paradies verbannt.

Zu trennen zwischen uns und der Welt, ist die Ursünde, die wir alle teilen. Kain konnte seinen Bruder Abel erschlagen, weil er sich getrennt von ihm fühlte. Ein Volk kann nur ein anderes Volk erschlagen, wenn es sich getrennt von ihm fühlt. Die gefühlte Trennung ist die Urwunde der Welt. Wir fühlen uns einsam, verlassen und verloren: Jetzt gilt es, zu überleben, koste es, was es wolle!

So erschafft der Schmerz des Getrenntseins die Abhängigkeit von der materiellen Welt. Wir suchen Dinge und lehnen andere Dinge ab; das ist Selbstablehnung. Zuletzt empfinden wir Sinnlosigkeit bei allem Suchen und Streben, denn wir wissen, dass selbst das Erreichen des höchsten materiellen Ziels unsere Seele nicht befreit. Die Urwunde wird nicht mit Reichtum oder Macht, ja nicht einmal mit Glück geschlossen.

Fühlen wir lieber in unseren Körper hinein und nehmen achtsam wahr, was er uns zeigt. So sollte jeder friedvollen Selbstwahrnehmung auch die liebevolle Selbsterkenntnis folgen: *»So bin ich also!«*, rufen wir erstaunt und beglückt aus. *»Wie wunderschön ich bin! Schöner als in meinen kühnsten Träumen!«*

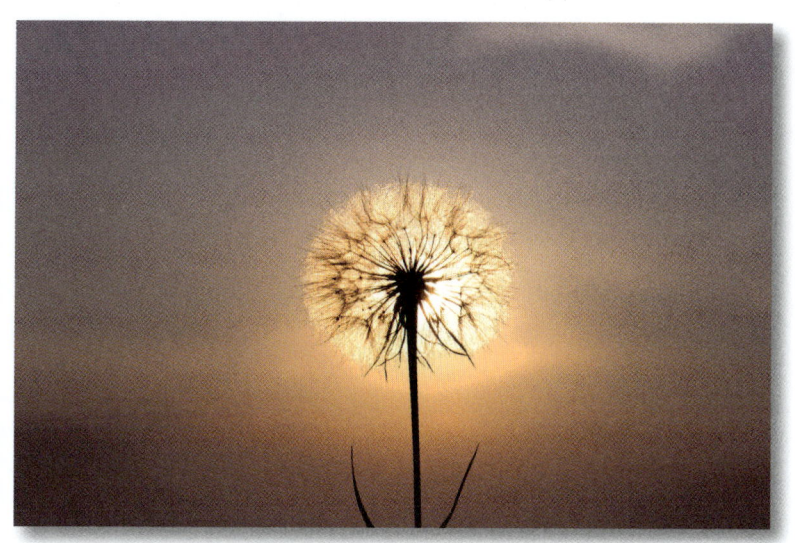

Zärtlich hassen

Mutter Teresa wurde schon zu Lebzeiten wider Willen zur Heiligen stilisiert. Sie selbst zweifelte daran, ob es Gott überhaupt gibt. In ihren Tagebüchern lesen wir Sätze wie: *»Der Platz Gottes in meiner Seele ist leer. In mir ist kein Gott.«* Oder: *»Sollte ich jemals eine Heilige werden – dann höchstens eine der Dunkelheit. Mein Schicksal ist es, den Himmel für immer zu verlieren, um ein Licht zu sein für alle, die im Dunkeln leben.«*

Ein Leben in Liebe und Güte ist ein Leben in Fleisch und Blut. Der Mensch in uns wird immer Ängste und Zweifel haben, immer wütend oder traurig reagieren. Aber wir *sind* keine Menschen. Wir sind ein göttliches Bewusstsein, das friedvoll all dies betrachtet. Sich zu fürchten und trotzdem den Weg der Liebe zu gehen, das ist wahrer Mut. Mutter Teresa hat sich nicht – wie so viele – gegen ihre Zweifel gewehrt. Das Leid in der Welt zu lindern, trieb sie voran. Suchen wir verzweifelt nach lebenden Ikonen, erschaffen wir nur monströse Heilige. Jeder von uns ist gleichermaßen heilig. Es gibt keinen Unterschied, und es gibt keine Trennung.

Auch emotional ist es hilfreich, alle Gefühle als gleichwertig anzusehen. Wer eines seiner Gefühle höher bewertet als ein anderes, wertet einen Teil von sich selbst ab. Er entwertet seine Wut oder Trauer, aber zuweilen entwerten wir auch unsere Liebe als schwach oder unrein.

Sich selbst kennenzulernen bedeutet, jeden Tag neu zu erfahren, wer wir sind – was wir sind.

Unterdrückter Hass und verdrängte Wut sind in meiner Arbeit die häufigsten Ursachen für schwere Erkrankungen. Hass und Wut unterscheiden sich emotional wie energetisch in ihrer Intensität. Wut will den anderen bestrafen oder von sich stoßen. Hass will den Gegner vollständig vernichten, ja töten.

Wie wichtig und wertvoll der Hass sein kann, erkennen wir beim Krebs. Jedes Tier, jeder Mensch produziert täglich genug Krebszellen, um sich selbst zu töten. Wir bleiben gesund, solange unser Immunsystem diese fehlgeleiteten Zellen rechtzeitig erkennt und vernichtet. Unterdrücken wir unseren Hass, supprimieren wir unser Immunsystem. Fehlgeleitete Zellen können unter Umständen nicht mehr vernichtet werden. Wir erlauben uns diesen aggressiven Akt der Vernichtung nicht mehr.

Es reicht aber nicht, eine Krebszelle zu bestrafen; sie muss vollständig vernichtet werden, ebenso eine Viruserkrankung, ein Pilz- oder Bakterienbefall. Ohne den Hass als Energie der vollständigen Vernichtung würden wir ewig siechen und uns halb krank durch das Leben schleppen. Wessen Immunsystem schwach ist, wer chronisch oder in kurzen Abständen erkrankt, sollte sich selbst auf unterdrückten Hass prüfen. Stell den Hass als Thema auf und fühle in dich hinein, welche Emotionen er in dir weckt. Oft hassen wir den Hass und schaden uns damit doppelt.

Zu lernen, liebevoll, ja zärtlich zu hassen, ist eine gesunde Aufgabe für jeden von uns. Wer seine verschmähten Gefühle annimmt, respektiert sich selbst. Wer seinen Hass liebt und liebevoll hassen kann, wird auch vom Hass geliebt und versorgt. Dann sind wir ausgesöhnt mit diesem gesunden und stärkenden Gefühl.

Liebe und Hass sind wie zwei Seiten einer Medaille. Wen wir lieben, können wir sehr stark hassen. Und was wir hassen, lieben wir auch! Der Hass entspringt Kränkungen und Zurückweisungen, womöglich auch seelischer oder körperlicher Gewalt. Hass entsteht bei großen Verlusten und anstelle von oder bei Ohnmacht, kurz, aus Erfahrungen des alltäglichen Lebens! Wer so tut, als würde er nicht hassen, verleugnet ein Stück von sich selbst.

Alle deine Gefühle zu lieben, bedeutet: dich selbst zu respektieren.

Alle deine Bedürfnisse zu lieben, bedeutet: zu wissen, was du suchst.

Alle deine Wunden zu lieben, bedeutet: Freiheit zu erlangen.

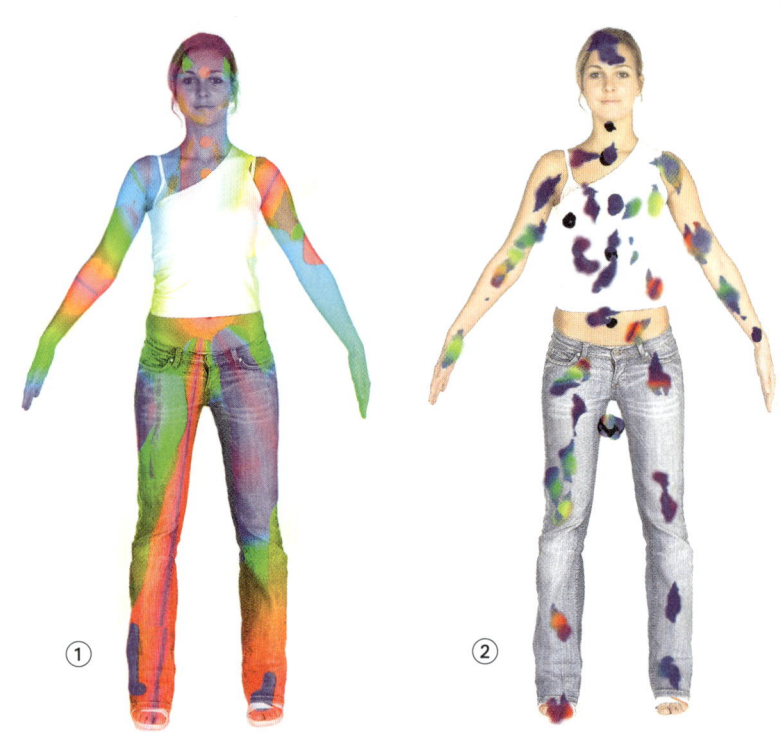

① ②

In meiner Arbeit geht es nicht darum, eine Krankheit oder ein Gefühl zu bekämpfen, sondern sich selbst besser kennenzulernen. Wer sich kennt und vertraut, entwickelt keine psychosomatischen Symptome.

Das Reich der Gefühle ist der größte Spielplatz, den es gibt. Hier ist immer alles gleichzeitig vorhanden; neben der Liebe ist auch der Hass zu finden. Heilsam mit seinen Gefühlen umzugehen bedeutet, die Gleichzeitigkeit und Gleichwertigkeit der Gefühle anzuerkennen. Wir können wütend lieben,

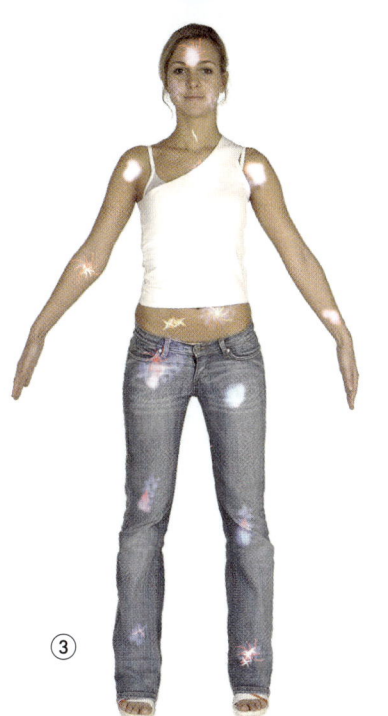

③

① Emotionalkörper
② Bedürfniskörper
③ Schmerzkörper

zärtlich hassen, uns ängstlich freuen und freudvoll trauern. Die schwarz-weißen Muster des Ego funktionieren in der Welt der Gefühle nicht. Das Ego kategorisiert die Gefühle in gute und schlechte, nützliche und unnütze, sonst wäre es rasch überfordert.

Als Kinder tun wir uns noch leicht im Umgang mit unseren Gefühlen. Kinder sind ehrlich; zugleich probieren sie von sich aus die verschiedensten Strategien aus, um heilsam mit ihren Gefühlen und emotionalen Problemen umzugehen. Sie stellen sich ihre Gefühle wortwörtlich vor; sie spielen damit. Fantasievoll und neugierig pflegen sie Freundschaften mit ihren imaginären Freunden. Sie drehen und wenden verdrängte Gefühle und abgespaltene Bedürfnisse, bis sie spielerisch eine Lösung für das Problem gefunden haben.

Einem Jungen sah ich dabei zu, wie er eine starke Angst wie einen »unsichtbaren Drachen« nahm, in eine Schuhschachtel packte und mir sehr ernst mitteilte, wir müssten diesen Drachen jetzt täglich füttern. Er würde dann immer ruhiger werden, und dann könnten wir mit ihm spielen. Ein paar Tage später schaute er in die Schachtel und bemerkte erstaunt: Der Drache war verschwunden!

Dieser Junge hatte eine ihn überwältigende Angst verdrängt, blieb jedoch – im Gegensatz zu so vielen Erwachsenen – mit ihr in Kontakt. Indem er sie fütterte und beruhigte, konnte er sie Schritt für Schritt auflösen. Als ich das sah, wusste ich, dass ich eine solche Technik für Erwachsene entwickeln wollte. Wenn wir es als Kinder bereits können, sollte es uns als Erwachsenen ebenfalls gelingen.

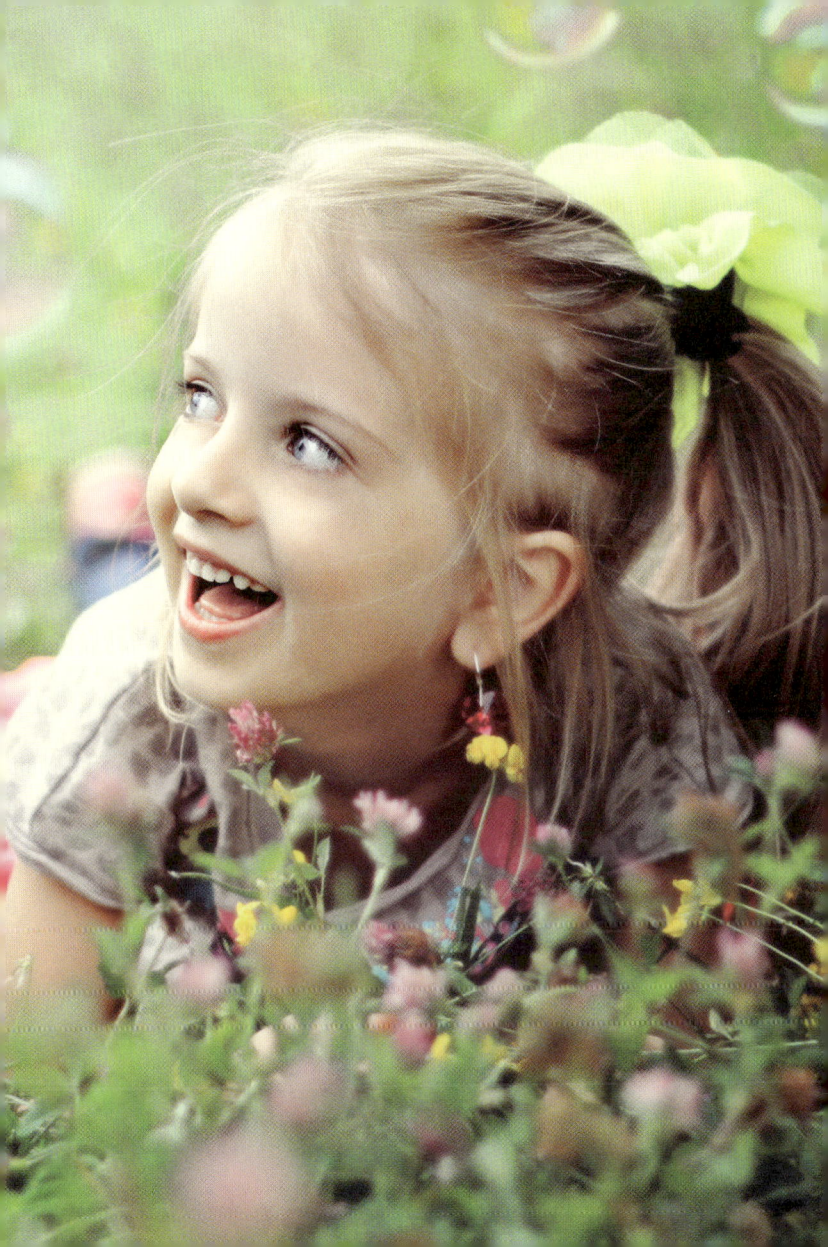

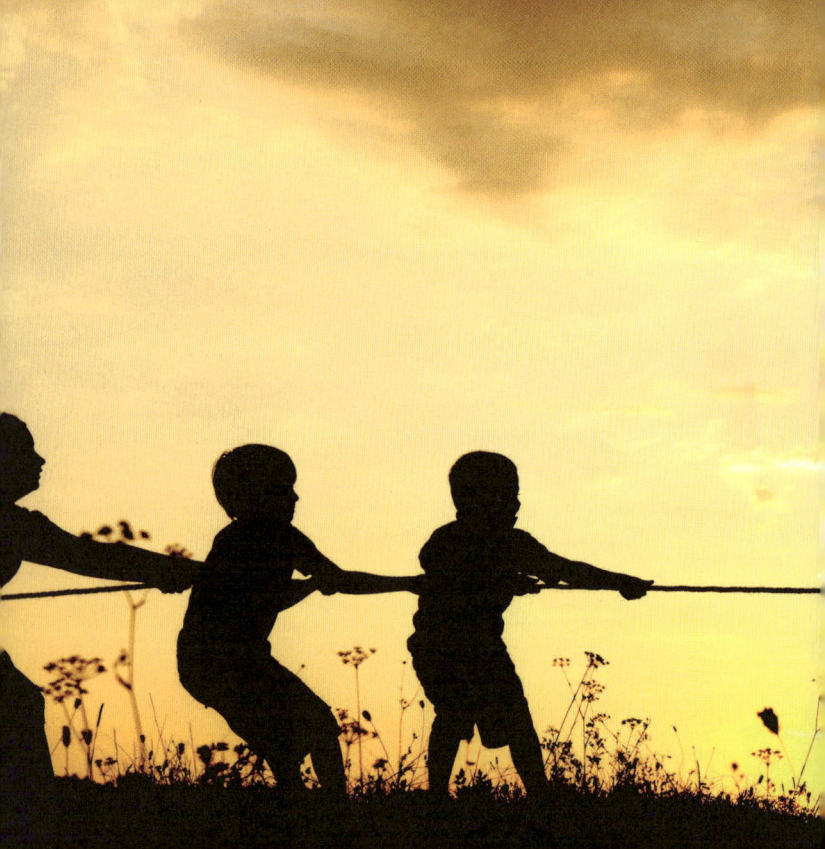

»Alle Dinge der Natur
tragen in sich etwas
vom Wunderbaren.«

Aristoteles

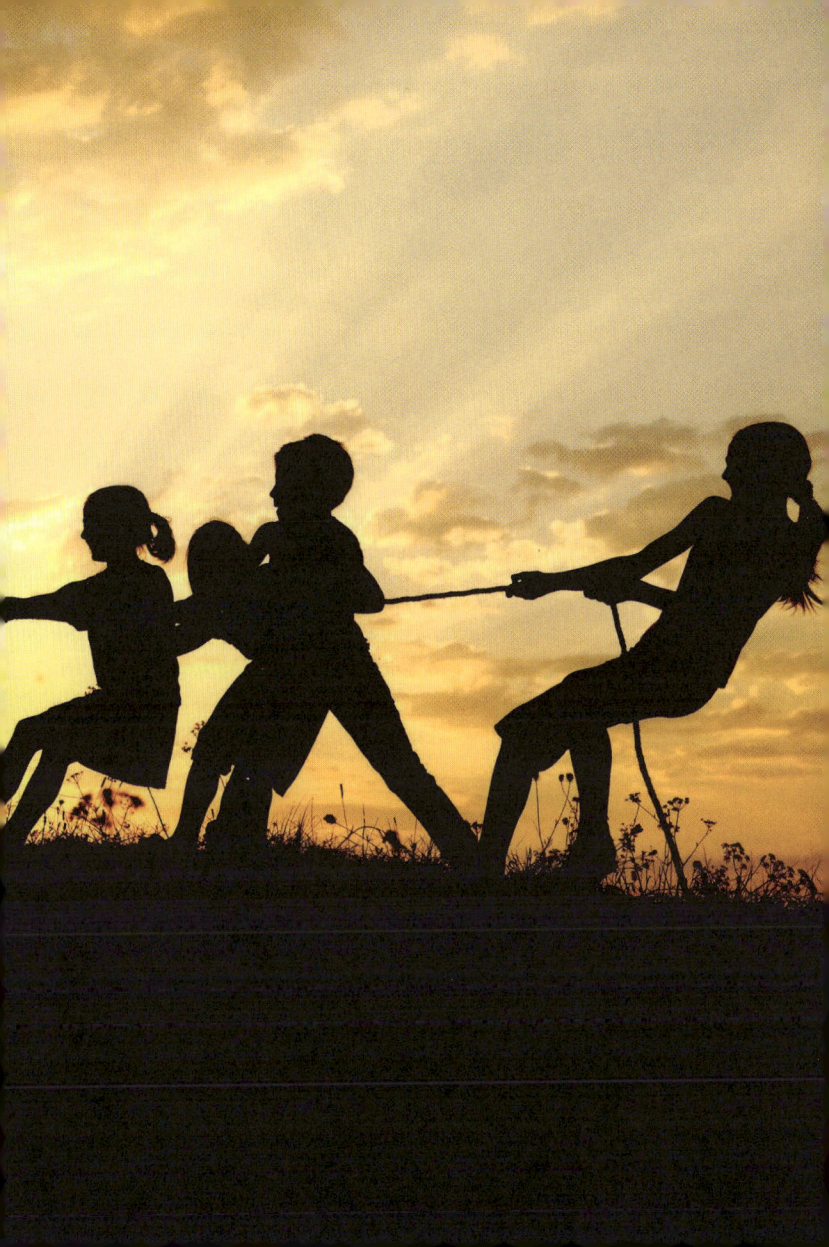

Die richtige *Technik*

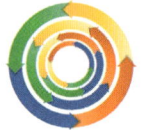

Versöhnung mit einer Krankheit

*»Herr Lohmann, es freut mich, Ihnen heute mitteilen zu dür-
fen, der Tumor ist verschwunden! Er hatte zuletzt die Größe
eines Golfballs, und als mich die Ärzte operierten, um ihn
herauszuschneiden, war da nichts mehr. [...] Sie machen eine
wundervolle Arbeit. Von Herzen vielen Dank!«*
   Robert E.

Als Robert und ich uns kennenlernten, wuchs ein faustgroßer
Tumor in seinem Unterleib. Die Ärzte wollten diesen Tumor
operativ entfernen, obwohl er nahe einer Hauptschlagader
verlief und die Gefahr groß war, dass der Patient bei diesem
Eingriff verbluten würde.
   Robert war offen für die energetische Arbeit. Auf meine
Bitte hin schloss er seine Augen und fühlte entspannt in seinen Körper hinein. Zusammen erlaubten wir, dass sein Tumor
vor ihm auftauchen durfte wie ein Freund, der ins Zimmer

hereinkommt und sich vor ihn hinstellt. Wir wollten uns mit Roberts Tumor treffen, um auszusprechen, was für ein alter Konflikt durch ihn ausgetragen wurde.

Robert konnte die Präsenz, die Gegenwart des Tumors fühlen, als stünde sein Vater oder Bruder vor ihm. Der Tumor war männlich und erschien als ein dunkles, bedrohliches Energiefeld etwa drei Meter von Robert entfernt. Natürlich machte der Tumor Robert Angst. Diese Angst war so groß, dass Robert sich beherrschen musste, die Übung nicht abzubrechen. Auf meine Bitte hin gab er seine Ängste offen und ehrlich zu. Etwa ein Dutzend Mal sagte er zu seinem Tumor: *»Du machst mir Angst. Du machst mir furchtbare Angst ...«* Er wiederholte diesen Satz im Stillen. Die Angst wurde weniger, jetzt wo er sie zugab und aussprach. Ein ganz anderes Gefühl tauchte jetzt auf: Wut und sogar Hass auf den Tumor. Robert scheute sich kurz, diese Gefühle zu benennen, sagte dann aber mehrmals hintereinander zu seinem Tumor: *»Ich bin wütend auf dich! Ich hasse dich! Ich hasse dich so sehr!«* Ein alter Schmerz wurde fühlbar, eine uralte Wunde, die Robert an seinen Vater erinnerte. Er gab auch diesen Schmerz zu und sagte: *»Du tust mir schrecklich weh! Du bringst mich um!«* Er sagte das so lange, bis kein Schmerz und kein Hass mehr übrig waren.

Erst jetzt konnten wir von dem Tumor verlangen, sich Robert gegenüber wieder liebevoll zu zeigen. Wir erlaubten der Energie des Tumors, Roberts Körper zu berühren. Zugleich verlangten wir, dass sich diese Berührung warm und weich, ja liebevoll anfühlte. Wir erlaubten der Energie, sich frei und immer freier durch Roberts Körper zu bewegen, auch durch die aufkommenden Widerstände hindurch. Jede Spannung oder Verhärtung im Körper wurde liebevoll berührt und durchflossen. Der letzte Schritt bestand darin, den Tumor auch bewusst anzunehmen. In seiner liebevollen Form durfte die Energie des Tumors langsam das Zentrum von Roberts Herzchakra berühren. Der Tumor war ein Teil von Robert, und wenn er ihn ablehnte, konnte er nicht heilen. Also musste er wieder ganz zu ihm gehören, bevor er sich auflösen würde. Robert erlaubte es ihm, indem er mehrmals hintereinander zu dem Tumor sagte: *»Du bist ich.«*

Für Robert fühlte es sich schon ab der Hälfte der Behandlung an, als würde er mit seinem — früher alkoholkranken — Vater sprechen. Nicht die Liebe des Tumors, sondern die Liebe seines Vaters strömte durch seinen Körper. Für Robert ging es dabei weniger um die Versöhnung mit seinem Tumor als die Versöhnung mit seinem Vater.

Vier Tage später wurde Robert operiert, wobei sich herausstellte, dass es keinen Tumor mehr gab, der hätte herausgeschnitten werden müssen.

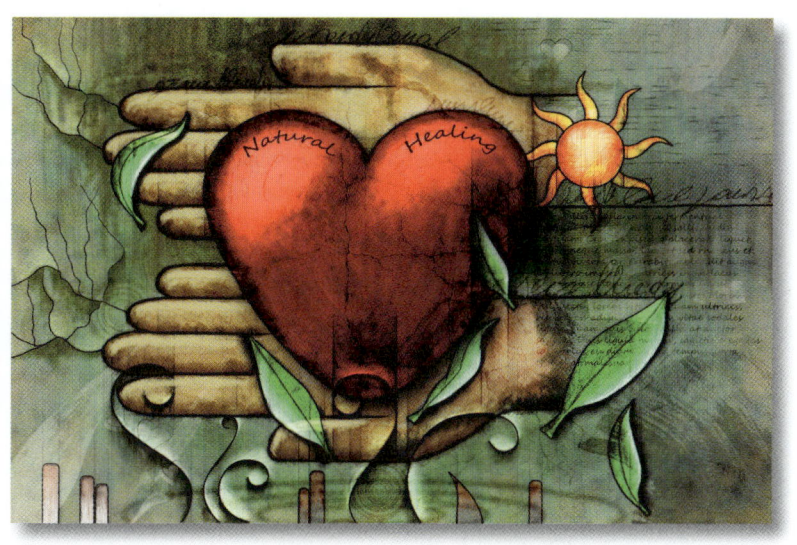

Heilung erleben –
Eine Technik für jedes Problem

»Täglich mache ich Ihre kleine Übung. Seitdem hat sich meine Lebensmittelunverträglichkeit aufgelöst; die Schmerzen, die mir so oft zusetzten, die Konzentrationsschwäche, meine Verdauungsprobleme – von alldem ist nichts mehr zu spüren. Ganz lieben Dank.«

Angelika E.

»Unglaublich, was sich in so kurzer Zeit in mir gelöst hat! Danke!«

Peter L.

Du kannst mit meiner Technik alles aufstellen, was du willst, von Rückenschmerzen über Migräne und Eheprobleme bis hin zum kaputten Auto. Die Technik ist nicht allein auf Krankheiten oder Symptome beschränkt, sondern kann in jedem Lebensbereich angewendet werden.

Die Aufstellung erfolgt in drei Schritten:

Phase 1: Das Thema (vor)stellen
(Körpergefühl)
Phase 2: Negative Gefühle und Schmerzen herauslassen
(Achtsamkeit)
Phase 3: Das Thema als Teil des Körpers annehmen
(Selbsterkenntnis)

Zuvor sollten wir ein kleines Aufwärmprogramm absolvieren, um schneller in das Fühlen der Gefühle hineinzukommen.
    Setze dich dafür hin, achte auf deinen Atem, wie er durch deine Nase und den Hals tiefer in deinen Unterbauch fließt. Sobald du spürst, dass dein Körper entspannt, stelle dir eine Erdbeere vor, in die du genüsslich hineinbeißt. Wie schmeckt sie? Fühlst du die Süße und Säure auf deiner Zunge? Was fühlst du dabei? Fantasie stärkt unsere feinstofflichen Sinne!

Phase 1:
Schließe deine Augen und fühle ganz entspannt in dein Herz und deinen Bauch hinein. Lass in deiner Vorstellung dein Thema vor dir auftauchen wie eine Person, die das Zimmer betritt. Dein Thema darf vor dir erscheinen wie ein alter Freund, den wir einladen, sich mit uns auszusprechen. Du wirst die

Präsenz, die Gegenwart deines Themas im Raum spüren, als stünde jemand tatsächlich vor dir. Sofern du Farben bei geschlossenen Augen sehen kannst, erkennst du sogar ein Feld, das sich dunkel (eventuell bedrohlich) vor dir aufbaut.

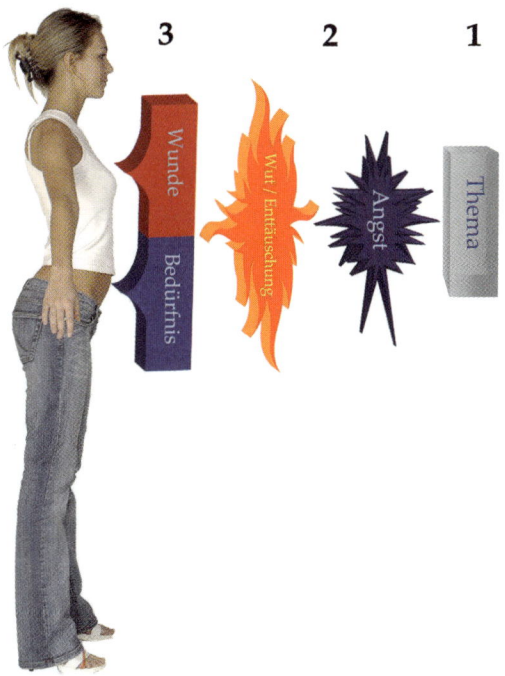

Die Technik legt den Konflikt deines Themas Schicht für Schicht frei. Wir schälen das Problem bis zum wunden Punkt, um ihn zu heilen. Effektiver kann Heilung nicht sein.

Sollte dein Thema (z.B. Flugangst) sehr weit weg von dir stehen oder seine Präsenz kaum fühlbar sein, gib zu, dass du dich mit diesem Thema nicht beschäftigen willst. Bei dieser Technik musst du nur absolut ehrlich sein, damit die Heilung gelingt. Das (Vor)Stellen eines Themas gelingt immer; aber seine Gefühle nicht spüren zu können bedeutet, seine Gefühle nicht spüren zu *wollen*. Also gibst du das ganz einfach zu!

Phase 2:

Sofern es einen Konflikt enthält, wird dein Thema negative Gefühle bei dir auslösen, häufig zunächst einmal Angst. Sie dient unserem Schutz; wir wollen uns vor konfliktbelasteten Themen schützen. Diese Schutzschicht zu durchbrechen, ist der wichtigste Schritt. Hinter der Angst verbirgt sich oft Wut oder gar Hass, auch wenn dieses Gefühl zuvor durch die Angst vollständig unbewusst war. Gib ganz offen und ehrlich zu, welches negative Gefühl zwischen dir und deinem Thema steht. Um beim Beispiel zu bleiben, sag »du« zu deinem Thema (der Flugangst): *»Du machst mir Angst.«* Was sich jetzt löst, ist die Angst vor der Flugangst, nicht die Flugangst selbst.

Angst vor der Angst ist sehr verbreitet. Die Lösung besteht darin, diese zuzugeben, damit sie sich auflösen kann.

Um die Angst zu lösen, sprich mit dem Thema, das fühlbar vor dir aufgetaucht ist, wie mit einem Menschen, der vor dir steht. Es reicht nicht, das Gefühl zu denken, du musst es innerlich (also in deiner Vorstellung) laut aussprechen! Du wiederholst diesen Satz (*»Du machst mir Angst«*) im Geiste so lange, bis die Angst weniger wird und am besten ganz verschwindet.

Ein anderes Gefühl wird jetzt die Beziehung zu deinem Thema prägen, zum Beispiel Wut oder gar Hass. Wenn du

nicht sicher bist, was du deinem Thema gegenüber empfindest, lass es näher an dich herantreten. Damit verdichtet sich
dein Widerstand und zeigt dir spürbar deine negativen Gefühle auf.

Benenne auch dieses zweite Gefühl ganz genau. Es reicht
nicht zu sagen: »Es beklemmt mich«, oder: »Du machst mir
Druck.« Diese Gefühle wären Hinweise auf eine Angst. Die
Gefühle, die hinter den Körpereindrücken stehen, müssen klar
erkannt und benannt werden, sonst gelingt die Technik nicht.
Statt also zu sagen: »Du ziehst mich runter«, muss es lauten:
»Du machst mich traurig!«

Eine Auflistung der Körpereindrücke und ihrer zugeordne-
ten Gefühle findest du im Anhang dieses Buches.

Egal, welche Gefühle auftauchen, du benennst sie so oft
im Geiste, bis das aktuelle Gefühl verschwindet. Das Gefühl
der Angst steht meist nur für sich selbst; aber Gefühle wie
Wut oder Trauer führen einen tiefer an die Quelle heran. Warum fühlst du so? Diese Frage bringt dich in Kontakt mit dem
Bedürfnis oder der Wunde in dir. Oft wird ein alter Schmerz
fühlbar, eine alte seelische Verletzung, die körperlich wehtut,
wenngleich nicht sehr stark. Um sie zu kommunizieren, müssen wir sagen: *»Du tust mir weh!«*

Phase 3:

Gib den Schmerz so lange und so oft zu, bis nichts mehr zwischen dir und deinem Thema steht. Jetzt ist der Augenblick
gekommen, dein Thema aufzufordern, sich dir wieder liebevoll
zu zeigen. Erlaube deinem Thema (z. B. der Flugangst), deinen
physischen Körper neu zu berühren. Du verlangst jedoch zugleich, dass sich diese Berührung warm, weich und liebevoll

anfühlt. Nur wenn sich der Kontakt mit deinem Thema liebevoll anfühlt, ist es richtig! Lass die Energie deines Themas
frei durch deinen Körper fließen und fühle in die aufkommenden Widerstände hinein. Jede Spannung oder Verhärtung im
Thema soll liebevoll von der Liebe berührt und durchflossen
werden.

Der letzte Schritt besteht also darin, sich deines Themas
wieder anzunehmen. Die Energie des Themas darf langsam
auch das Zentrum deines Herzens berühren ... Die liebevolle
Energie deines Themas ist keine Fremdenergie, sondern ein
Teil von dir; dein Thema will dir helfen und nützlich sein. Dafür
muss es wieder ganz zu dir gehören dürfen. Du erlaubst ihm
das, indem du mehrmals hintereinander zu der Energie deines
Themas sagst: »*Das bin ich.*«

Bekannte Probleme	Lösung
Ich kann nicht spüren, ob das Thema vor mir erscheint oder nicht.	Energetisch ist immer alles da, was wir fühlen und brauchen. Keinen Kontakt zu haben, bedeutet in Wahrheit, keinen Kontakt zu wollen. Sprich laut oder leise zu deinem Thema: »Ich will mich mit dir nicht beschäftigen«, und fühle, was jetzt vor dir auftaucht ...
Ich fühle meine negativen Gefühle nicht oder nur sehr schwach.	Erlaube deinem Thema, näher an dich heranzutreten. Sollte das nicht helfen, stelle als Thema deine Liebe auf. Das Herzchakra ist der Ort, wo wir fühlen; um es zu reinigen, müssen wir uns mit der Liebe versöhnen.

Ich weiß nicht, ob ich das Thema gelöst habe oder nicht.	Lass das Thema erneut vor dir auftauchen. Wo fühlst du es stärker: vor dir oder in dir? Erst wenn du das Thema in dir spürst, mit deinem Herzen verbunden, ist es ganz sicher gelöst. Es sollte keine negativen Gefühle mehr wecken.

Einmal erlernt, geht es darum, die Technik wie einen Muskel zu trainieren. Es ist eine Sache, diese heilvolle Technik entspannt im Sessel zu beherrschen, aber eine ganz andere, die gleichen Techniken auch im Bus oder der Bahn zu meistern.

Mir ist sehr wichtig, dass du im Laufe der Zeit Kontrolle über diese Technik – und damit dich selbst – erlangst. Die kleineren und größeren Erfolgserlebnisse treiben diesen Prozess voran. Ängste und Depressionen schwinden, die Stimmung hellt sich auf, und der Weg zurück in die eigene Mitte wird frei!

Stell deine Mutter auf, stell deinen Vater auf. Stell deine Trauer auf, deine Wut, deine Arbeit und deinen Partner bzw. deine Partnerin. Stell auf, was dich jetzt in diesem Augenblick belastet, stell auf, was dir morgens auf die Schultern oder den Magen drückt. Stell deine Bedürfnisse auf, stell deine Wunden auf, deine Sehnsüchte, deine Unfälle und Rückschläge. Stell einfach alles auf, was du willst, und befreie deine Seele Stück für Stück von dem Ballast, der dich gefangen hält!

»Jedes Problem, auf das ich noch stoße, stelle ich als Thema auf, so wie Sie es mir gezeigt haben. Mein Leben hat sich so schnell verändert, dass ich es kaum fassen kann. Jetzt kann mein Leben endlich beginnen!«
Alexandra W.

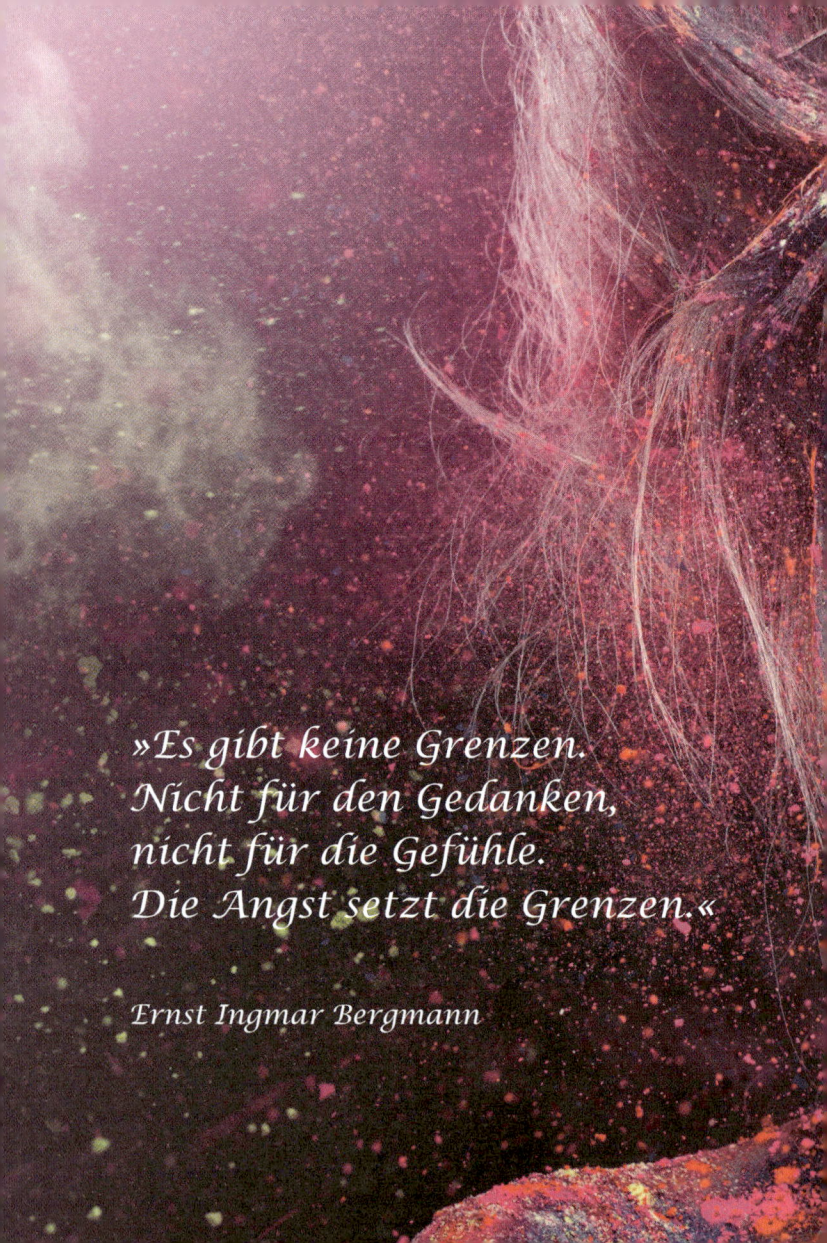

»Es gibt keine Grenzen.
Nicht für den Gedanken,
nicht für die Gefühle.
Die Angst setzt die Grenzen.«

Ernst Ingmar Bergmann

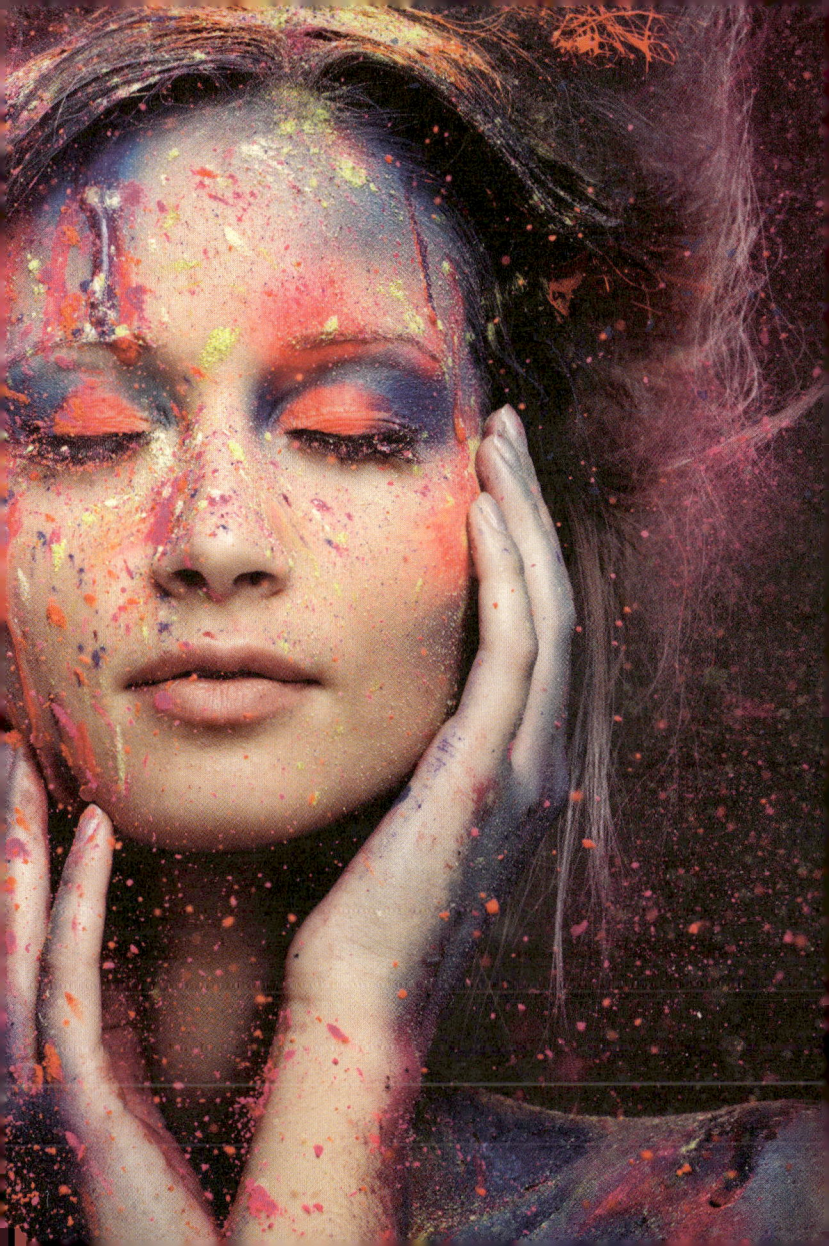

Emotionale
Überlebensstrategien

Was uns gefangen hält

Das Ego kennt und schätzt seine Einzigartigkeit. Es möchte seine Wertungen nicht aufgeben, denn es definiert sich selbst darüber. Was wir mögen und was wir ablehnen, ist sehr individuell. Wir mögen es, wenn andere mögen, was wir mögen. Genauso mögen wir es, wenn andere ablehnen, was wir ablehnen.

Diese Wertungen aufgeben zu müssen, um mit Gefühlen und Energien zu arbeiten, ist purer Stress für das Ego. Es fühlt sich von der Verschwommenheit der Gefühle überfordert und vom unendlichen Raum der Energie bedroht.

Unserem Ego kann es also gut gehen oder schlecht. Wenn es versucht, seinen emotionalen Zustand zu verbessern, bewertet es die Dinge und Gefühle noch stärker. Kurzum: Wenn das Ego leidet, werden wir egoistisch. Je größer das Leid, desto stärker die Wertung. Je stärker die Wertung, desto schwerer die Heilung. Das ist das Problem. Je stärker wir bereits werten, desto schwieriger wird es, authentisch zu fühlen und heilsam mit Gefühlen umzugehen. Egoistisch werden wir nicht, wenn es uns gut geht, sondern wenn wir leiden. Egoismus ist ein Zeichen fehlender Liebe.

Liebe ist immer da; sie ist ein Zustand und nicht etwas, das erreicht oder erkämpft werden muss. Liebe müssen wir uns nicht verdienen, wir sind selbst die Liebe. Wer leidet, hat demnach seine eigene Liebe unterdrückt.

Warum? Weil wir meinten, unserer eigenen Liebe nicht würdig zu sein. Wir dachten, wir hätten unsere Liebe nicht verdient.

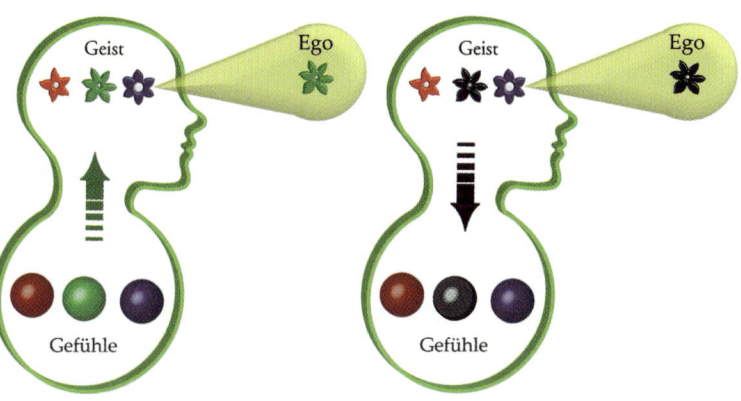

Gefühle motivieren unseren Geist dazu, Bilder und Gedanken zu produzieren. Bewertet das Ego ein Gefühl als negativ, blockiert es damit die kreative Freiheit des Geistes.

Gefühle, Ego und Geist wieder in Einklang zu bringen, ist entscheidend für unser Lebensglück. Dafür müssen wir die Unterschiede zwischen unseren Gefühlen, dem Geist und dem Ego verstehen.

Der *Geist* denkt, das heißt, er produziert passend zu unseren *Gefühlen* alle Arten von Bildern, Tönen und gedanklichen Verknüpfungen. Der Geist ist dabei absolut frei, er kann Bilder von blauen Sonnenblumen, fliegenden Hirschen und rosa Elefanten erzeugen. Ihm ist das gleich. Der Geist bewertet nicht, was er denkt, er fächert ein farbenfrohes Spektrum aller Möglichkeiten auf. Bewertet werden diese Gedanken von unserem Ego. Ob das Bild von fliegenden Hirschen eine gute Idee ist oder ob es heißt, dass ich nicht mehr alle Tassen im Schrank habe, entscheidet das Ego und nicht der Geist. Der Geist ist frei und produziert Bilder und Ideen, das Ego filtert aus.

Die Energie für seine Bilder und Ideen bezieht der Geist aus dem Raum unserer Gefühle. Darum blockieren negative Gefühle unseren Geist so stark. Blockieren wir unsere Gefühle, fehlt der Fantasie der farbenfrohe Input für einen farbenfrohen Output.

Der Geist ist eine freie Projektionsfläche für alle Energien und Gefühle. Ihm ist es egal, was er uns zeigt, er wertet nicht. Das Ego wertet in Schwarz-Weiß und im altbekannten Muster von »gut« und »schlecht«, gerne auch in Bezug auf sich selbst (»gut für mich« oder »schlecht für mich«). Grauzonen der Wertung mag das Ego nicht (»ein bisschen gut«), da es sich dann außerhalb seiner Domäne bewegt.

Das Reich der *Gefühle* ist eine solche Zone. Hier liegt die erste Schwierigkeit. Produziert unser Geist einen Gedanken, der das Ego ärgert oder erschreckt, zum Beispiel die Idee, wir könnten unser Hab und Gut verlieren, verdrängt das Ego gerne das dazugehörige Gefühl, das den Gedanken ausgelöst hat – in diesem Fall Angst.

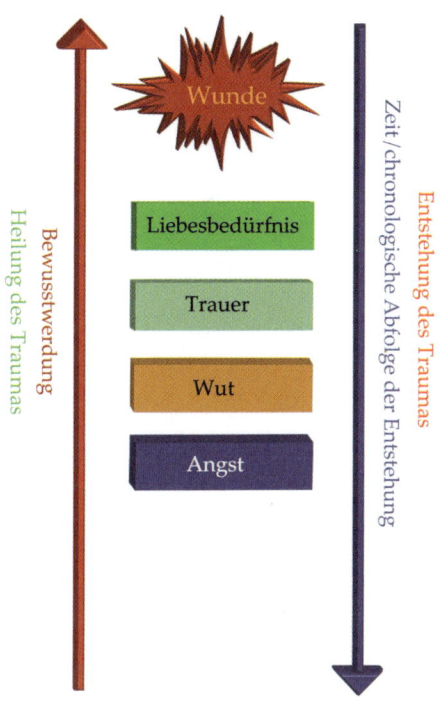

Traumatische Erfahrungen werden in umgekehrter Reihenfolge ihrer Entstehung gelöst. Wir beginnen bei der Angst, fühlen die Wut, die Trauer, um zuletzt wieder an die emotionale Verletzung zu kommen, die all die anderen Gefühle verursacht hat.

Das Ego hat also Angst vor der Angst. Und genauso wird das Gefühl auch verdrängt und abgespeichert: als Angst vor der Angst, alles zu verlieren. So schichten sich unsere Gefühle in der Verdrängung oft so, wie sie ursprünglich verdrängt wurden, allerdings in umgekehrter Reihenfolge ihrer Entstehung. Wurde ich emotional verletzt, war zuerst die Verletzung. Anschließend habe ich mein Bedürfnis, geliebt und geachtet zu werden, abgespalten, danach habe ich wahrscheinlich Trauer empfunden, war wütend auf die Person, die mich verletzt hat, und ganz zuletzt ängstlich in Bezug auf das ganze Paket, das ich verdrängen will.

Stellen wir ein Thema auf, lösen wir es also in umgekehrter Reihenfolge seiner Entstehung. Wir beginnen bei der Angst, fühlen die Wut und die Trauer, um zuletzt wieder an die emotionale Verletzung zu kommen, die all diese Gefühle verursacht hat.

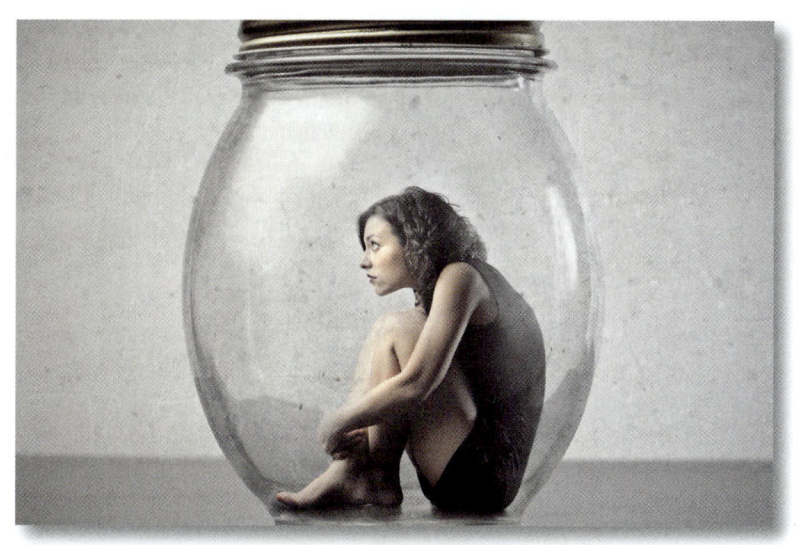

Versöhnung mit dem Ego

»Zuletzt habe ich es im Bus, am Bahnhof und sogar im Flugzeug angewendet. Es ist immer leichter und geht immer schneller, wenn man verstanden hat, worauf es ankommt! [...] Das ist so toll, dass es Sie gibt und Sie uns diese Technik geschenkt haben! Danke.«
Grethe D.

Die Abwesenheit eines Ichs bewusst zu genießen, ist schwer, solange wir dieses »Ich« brauchen, um Entscheidungen zu treffen und Situationen zu bewerten. Achtsamkeit kann eben auch bedeuten, den Gestank in der U-Bahn sehr achtsam zu hassen.

Unterdrücken wir unseren Hass und lehnen die Ablehnung ab, können Probleme entstehen.

Lass zu, dass dein Ego vor dir auftaucht wie eine Person, die das Zimmer betritt. Sollte dein Ego gefühlt sehr weit weg von dir stehen oder kaum fühlbar sein, gib einfach zu, dass du dich mit deinem Ego nicht beschäftigen willst.

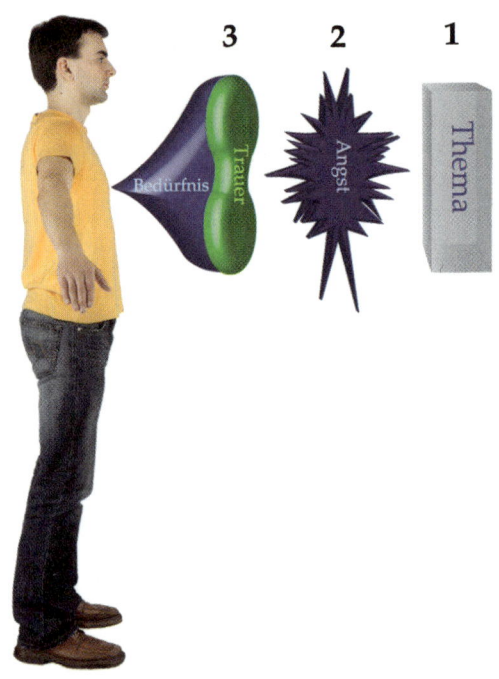

Jedes Thema kann (vor)gestellt werden.
Jedes Problem im Leben lösen wir damit Stück für Stück auf.

Bei dieser Übung geht es – wie immer – darum, absolut ehrlich zu sein.

Solltest du ein Problem mit deinem Ego haben, wird es negative Gefühle bei dir auslösen. Sollte dein Ego von dir genervt sein, wird es selbst negative Gefühle hegen. Oft sind es Gefühle von Angst oder Trauer, die als Erstes unsere Beziehung zum Ego prägen. Gib das Gefühl zu, das zuerst und am stärksten zwischen dir und deinem Ego steht. Sprich im Geiste dein Gefühl so lange aus, bis es weniger wird und am besten ganz verschwindet. Ein anderes Gefühl wird jetzt die Beziehung zu deinem Ego prägen, oft Wut oder gar Hass, vielleicht aber auch Trauer. Wenn du nicht sicher bist, wie du deinem Ego gegenüber empfindest, lass es näher herantreten. Damit verdichtet sich dein Widerstand und zeigt dir spürbarer auf, wie du fühlst.

Benenne dein Gefühl genau. Eine Liste der exakten Gefühle findest du im Anhang dieses Buches.

Es reicht nicht, zu sagen: »*Ich will, dass es dich nicht gibt.*« Der Wunsch, etwas zu vernichten, entspricht dem Gefühl des Hasses, also müsstest du in diesem Fall sagen: »*Ich hasse dich!*« Wiederhole diesen Satz im Geiste so lange, bis das aktuelle Gefühl verschwindet.

Sprich mit deinem Ego; das hilft dir, an deine Gefühle heranzukommen. Du darfst alle aufkommenden Gedanken und Gefühle kommunizieren, um an den Kernkonflikt, den wunden Punkt zu gelangen: »*Du verlangst zu viel von mir! Du solltest mir helfen, anstatt ständig Forderungen an mich zu stellen! Warum kannst du mich nicht unterstützen? Du solltest mir helfen, anstatt ständig unzufrieden zu sein! Ich bin wütend auf dich und auch traurig. Ja, ich bin enttäuscht von* dir! Du lässt mich genauso hängen und im Stich wie damals meine Eltern.«

Aus dem Satz »Ich bin enttäuscht von dir!« wird gefühlt ein »Ich bin enttäuscht von mir!«.

Die Frage, warum du so fühlst, führt dich noch näher an die Wunde heran. Oft wird jetzt ein alter Schmerz, eine alte, seelische Verletzung fühlbar, die auch körperlich etwas weh-tut. Um sie zu kommunizieren, müssen wir also sagen: »Du tust mir weh!« Aus diesem Satz wird rasch: »Ich tue mir weh. Ich lasse mich im Stich, so wie meine Eltern mich im Stich ge-lassen haben. Es tut weh. Ich tue mir weh, weil ich enttäuscht von mir bin.«

Sprich alles aus, was an Schmerz und Groll in dir ist, bis nichts mehr zwischen dir und deinem Ego steht. Jetzt ist der Augenblick gekommen, von deinem Ego zu verlangen, dass es sich wieder liebevoll um dich und deinen Körper kümmert. Erlaube der Energie deines Ego, deinen Körper wieder zu be-rühren. Du verlangst zugleich von ihm, dass es sich warm, weich und liebevoll zeigt. Fordere diese zärtliche Zuwendung des Ego bewusst ein, denn auch dein Ego möchte zu dir zurück und wieder ein Teil von dir werden. Dankbar wird es deiner Forderung folgen. Nur wenn sich dein Ego liebevoll anfühlt, ist es richtig! In dieser Form darf und soll es sogar das Zentrum deines Herzchakras berühren.

Erlaube deinem Ego, sich frei durch deinen Körper zu be-wegen, und fühle in die aufkommenden Widerstände hinein. Jede Spannung oder Verhärtung im Körper soll liebevoll vom Ego und seiner Wärme berührt und durchflossen werden.

Der letzte Schritt besteht darin, sich selbst im Ego wieder-zuerkennen. Diese liebevoll strömende Energie ist ein Teil von dir, sie will dir helfen und nützlich sein. Dafür muss sie wieder ganz zu dir gehören dürfen. Also sage mehrmals hintereinander zur Energie deines Ego: »Das bin ich.«

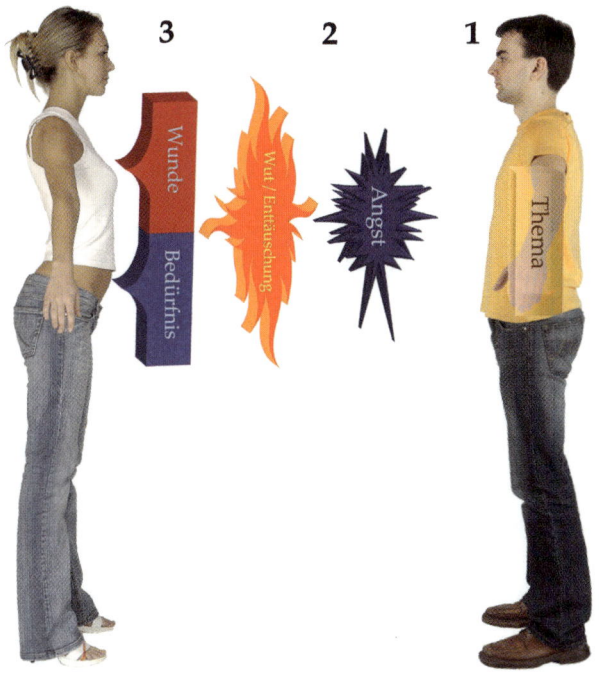

Stellen wir Probleme mit dem Partner auf, können wir diese in uns lösen, ohne den Partner in die Konflikte hineinzuziehen. So lassen sich Beziehungsprobleme lösen, ohne mit dem Partner ein Wort über vorhandene Probleme in der Beziehung zu wechseln.

Bekannte Probleme	Lösung
Ich kann nicht spüren, wie sich mein Ego fühlt.	Korrekt gesagt: Du willst nicht fühlen, wie dein Ego sich fühlt. Beginne mit dieser Aussage: »Es ist mir egal, wie es dir geht!« Diesen Satz wiederholend, fühlst du bald, wie entweder Angst oder Wut in dir aufsteigen. Diese Gefühle lässt du heraus.
Wann geht es meinem Ego gut?	Lass dein Ego vor dir auftauchen. Wenn du es statt vor dir in deinem Herzen spürst, bist du liebevoll mit deinem Ego verbunden.

»... ich will mich von ganzem Herzen bei Ihnen bedanken und sagen, Ihre Technik hat mein Leben verändert! Meine Ängste, Kopfschmerzen und Schwindelgefühle sind verschwunden. Danach habe ich die Allergien meiner Tochter als Thema aufgestellt und erkannt, dass sie meine Wut auf meinen Vater ausdrücken. Meine Tochter litt seit ihrem ersten Lebensjahr an Allergien. Seit einer Woche sind sie vollständig verschwunden! Ich weiß gar nicht, wie ich Ihnen danken soll!«

Sabine G.

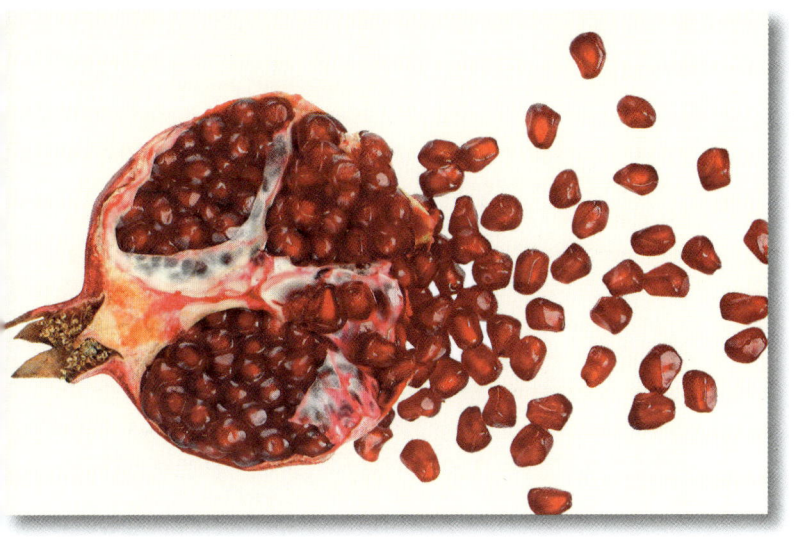

Die Urwunde –
Königin der Wunden

Wenn wir uns öffnen wie eine Blume, die immer heller leuchtet und erstrahlt, wird ein Teil auftauchen, der sagt: »Bis hierhin und nicht weiter! Heller strahlen darfst du nicht, mehr Liebe bekommst du nicht, mehr Lebensfreude gönne ich dir nicht.« Wer ist dieser Teil? Was treibt ihn an? Was ist seine Motivation? Das zu erkennen, ist der Weg der Heilung.

Sehr tief vergraben in jedem von uns schwärt eine Wunde, so tief und alt wie wir selbst. Hier haben wir einst die Nabelschnur zu Gott selbst durchschnitten, wurden aus dem Paradies vertrieben und in einen engen Körper gesteckt. Diese Wunde, die entstanden ist, als wir uns von unserem göttlichen Selbst abgeschnitten haben, die Nabelschnur zum Paradies, die wir jetzt staunend in Händen halten, nenne ich die Urwunde. Die Urwunde bewirkt den ersten und tiefsten Bruch zwischen uns und der Welt. Bewusstsein und Materie trennen sich gleichsam voneinander ab und stehen sich jetzt feindselig gegenüber. Wir gegen die Welt oder auch: Geist gegen Materie.

Jeder Mensch, der sich für einen Menschen hält, trägt sie in sich. Wir sind kein schutzbedürftiges Individuum, wir sind das All-Eine, das die Facette des Menschseins enthält! Die Urwunde ist somit die erste Wunde, die wir erlitten; das macht sie zur Mutter aller Wunden, zur Königin der Wunden. Mit ihr haben wir zum ersten Mal erfahren, was es bedeutet, ein Individuum zu sein und verletzt zu werden. Und dank ihr schützen wir uns seitdem vor weiteren Verletzungen, wodurch wir überhaupt erst so verletzbar sind. Wer sich panzert, dessen Panzer kann durchbrochen werden. Wer eine Mauer zieht, der provoziert den Fall dieser Mauer. Keinen Schutz zu brauchen, ist der beste Schutz. Aber bis dahin ist es ein langer Weg, der die Entscheidung fordert, wieder und immer wieder seine Schutzmauern fallen zu lassen, um berührt werden zu können.

Die Entstehung der Urwunde ist sehr individuell, ebenso wie die Ursache dieser Verletzung. Mit ihr geht eine emotionale Überlebensstrategie einher, die uns durch das Leben trägt — und auch über das einzelne Leben hinaus.

Die Urwunde kann bereits im Mutterleib entstehen, wenn wir das Gefühl haben, nicht gewollt und geliebt zu sein. Dann empfinden wir uns womöglich ein Leben lang immer fehl am Platz, unerwünscht im Universum, von der Allmutter verstoßen.

Die Urwunde kann in der Wiege entstehen, wenn wir die Muttermilch nicht vertragen. Dann pocht tief in uns der Glaube, geliebt und versorgt zu werden tue weh. So wie die Muttermilch körperlich wehtat, so tut uns die Liebe jetzt seelisch weh.

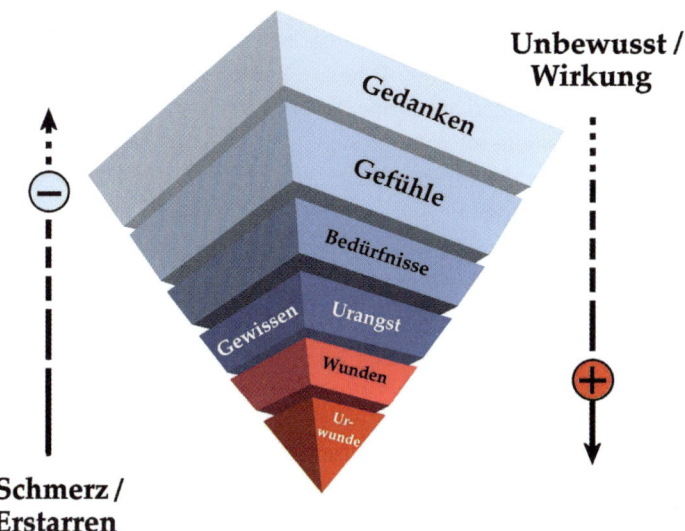

Die Versorgung unserer Bedürfnisse kann nur von der Urangst (und dem Gewissen) unterdrückt werden. Wunden bilden immer die Spitze eines starken emotionalen Konfliktes.

Die Urwunde kann auch erst im Kleinkindalter entstehen, wenn unsere Eltern sich von uns abwenden, weil ein süßeres

Baby jetzt ihre Aufmerksamkeit anzieht. Dann glauben wir, Liebe und Zuwendung nicht konstant verdient zu haben, sondern nur, wenn wir uns wie ein Kleinkind verhalten.

Oder sie entsteht sogar erst in der Pubertät, wenn wir erkennen, dass unsere Sexualität anders ist als bei anderen. Dann schämen wir uns womöglich ein Leben lang für das, was wir lieben.

Je tiefer wir mit der Heilung ansetzen, desto größer ist ihre Wirkung. In meiner Arbeit ziele ich nicht sofort auf die Urwunde. Jemand, der seine Allergien loswerden will, will ja nicht unbedingt auch gleich sein ganzes Selbst- und Weltbild hinterfragen. Darum behandle ich eine Urwunde nur in genauer Absprache mit dem jeweiligen Menschen.

Wer jedoch selbst den Wunsch verspürt, seinen Energiekörper so unschuldig wie als Kind zu erfahren, reingewaschen zu sein, ohne Erinnerung an einen alten Schmerz, der sollte sich seine Urwunde als Thema (vor)stellen. Erlaube, dass der tiefste Schmerz, die größte Wunde vor dir auftaucht. Sie wird ummantelt sein, wie ein Ei, das von »Bandagen« umwickelt ist. Diese fransigen Schnüre sind die Urangst, die dich vor dem Schmerz im Inneren der Wunde schützt. Belasse diesen Schutz, wie er ist. Umschließe in deiner Vorstellung die Urwunde mit beiden Händen. Jetzt kannst du zulassen, dass eine tiefere Kraft in dir, die älter und weiser ist als du, wie ein hellweißes Licht durch alle Schutzwälle hindurch in die Wunde hineinstrahlen darf. Du selbst bleibst außen vor. Der Schmerz ist zu groß, um ihn direkt zu fühlen. Aber du erlaubst, dass deine größte Heilkraft die Urwunde jetzt heilt ... Du wirst Zeuge deiner Heilung. Du gönnst dir die Heilung, bis du den Schmerz überwindest.

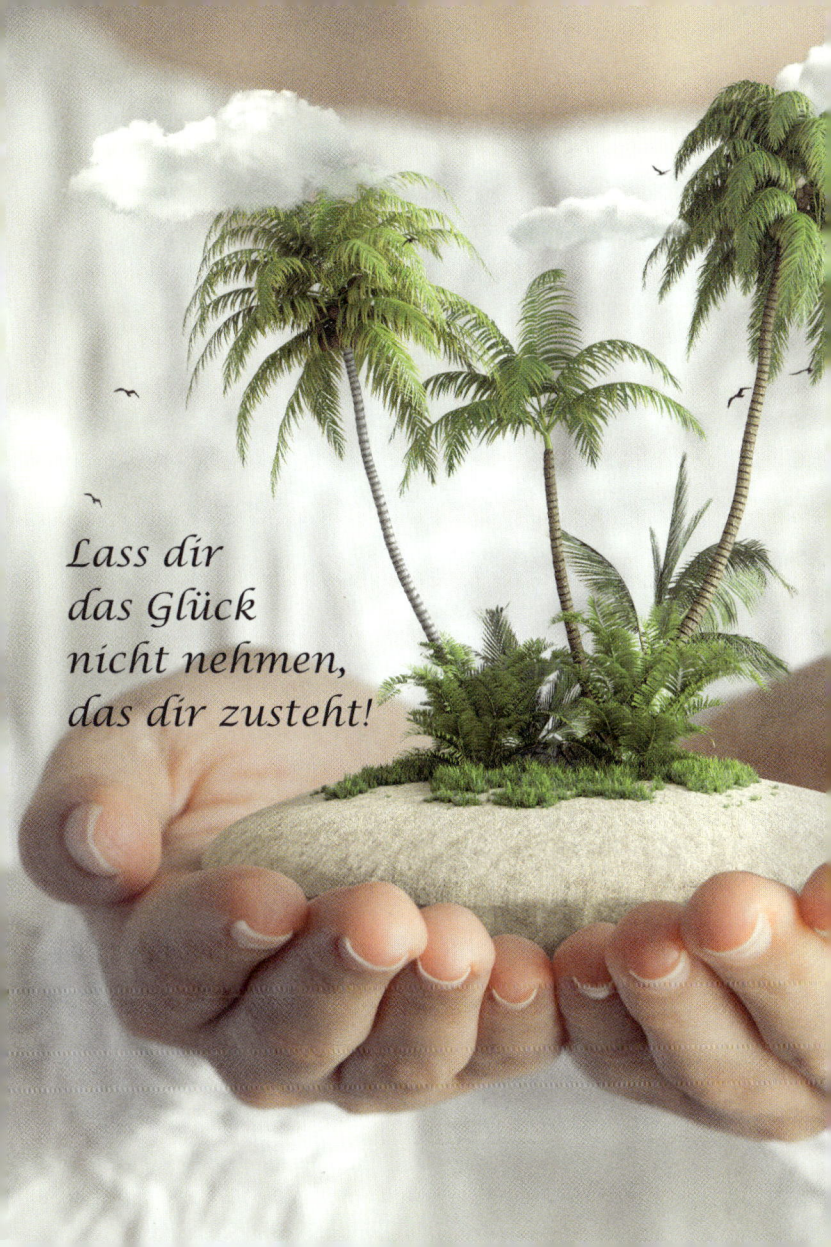

*Lass dir
das Glück
nicht nehmen,
das dir zusteht!*

Anhang

Liste der präzisen Gefühlsbenennung

Ungenau wahrgenommene Gefühle	Präzises Gefühl

Ich will weg von hier.
Du machst mich unruhig, nervös.
Ich erstarre, erfriere, mir ist kalt.
Du raubst mir den Atem.
Ich habe einen Kloß im Hals.
Du würgst mich, du erstickst mich,
    du nimmst mir den Raum
    zum Leben und Atmen.
	Angst –
	du machst mir Angst

Du sollst verschwinden, du nervst.
Ich will dich bestrafen,
    wegstoßen, wegtreten.
Ich will dich schlagen, verprügeln,
    vergewaltigen.
	Wut –
	du machst mich wütend

Ich will dich vernichten,
    zerstören, töten.
Es soll dich nicht mehr geben.
Ich will, dass du aufhörst
    zu existieren.
	Hass –
	ich hasse dich

Ich fühle mich allein, verlassen, einsam. Du ziehst mich runter, raubst mir den Mut, raubst mir die Kraft.	Trauer – du machst mich traurig
Ich will dich kontrollieren. Ich zweifle an meinem Verstand, habe Angst, verrückt zu werden. Ich glaube es einfach nicht, ich kann es einfach nicht fassen. Das ist unmöglich.	Ohnmacht – du gibst mir das Gefühl, ohnmächtig zu sein
Du bist schleimig, schmierig. Ich will dich nicht anfassen. Es stinkt mir, du stinkst. Es widert mich an. Du bist zum Kotzen. Es kommt mir hoch.	Ekel – du bist ekelhaft
Ich kann dich nicht ertragen. Es ist nicht zum Aushalten. Es ist zu viel. Das schaffe ich nicht. Ich kann dir und ich kann mir nicht helfen. Du zerstörst mich. Du bringst mich um.	Schmerz – du tust mir weh

Redewendung	Gefühl	Energie
Kronenchakra		
Sie ist exzentrisch. Du bist ja ganz außer dir. Ich könnte ausrasten. Ich könnte ausflippen.	Wer sich abgedreht und unberechenbar verhält, der ist exzentrisch.	Hellweiß leuchtend ist unsere Mitte. Wie im Auge des Orkans herrscht hier Ruhe, egal wie hektisch es außerhalb zugeht. Umgekehrt verlieren wir diese Ruhe, wenn wir unsere Mitte verlassen.

Redewendung	Gefühl	Energie
Kopfchakra		
Immer kühlen Kopf bewahren. Nicht den Kopf verlieren.	Die kühle, aber emotional auch distanzierte Klarheit des Geistes haucht uns vom Kopf entgegen.	Das Kopfchakra ist unser kühlstes Chakra. Es darf und soll von der Klarheit des Geistes eine erfrischende Kühle ausgehen. Es ist die gleiche Energie, mit der wir Ängste produzieren, die ebenfalls kalt sind.
Du bist ein Hitzkopf.	Wer sich von Wut überwältigen lässt, ist ein Hitzkopf.	Sammelt sich zu viel warme Energie des Vitalchakras im Kopf, fällt es uns schwer, klar zu denken.

Redewendung	Gefühl	Energie
Halschakra		
Ich habe einen Kloß im Hals. Das schnürt mir den Hals zu. Sie hat dichtgemacht. Er hat sich abgeschottet.	Angst kann uns regelrecht den Hals zuschnüren.	Das Halschakra zeigt oft in Miniatur, was weiter unten im Körper vorgeht. Ängste, aber auch Wut auf sich selbst können uns im Hals stecken bleiben.
Das hast du in den falschen Hals bekommen.	Reagiert jemand sehr stark auf das, was wir sagen, hat er es in den falschen Hals bekommen. Er klingt dann so, als würde ihm etwas in der Luftröhre stecken: Er faucht, wehrt sich und wird laut.	Offenheit ist unser bester Schutz. Je weiter wir uns öffnen, desto klarer fühlen wir im tiefsten Punkt der Seele unsere Unverwundbarkeit. Wer sich nicht genug öffnet, kann hingegen rasch etwas falsch verstehen. Er fühlt und wertet aus seiner Schutzhaltung heraus.

Redewendung	Gefühl	Energie
Herzchakra		
Da geht mir das Herz auf. Sie ist offenherzig.	Lieben wir etwas, geht uns sprichwörtlich das Herz auf.	Das Herzchakra öffnet sich, und Energie strahlt wie das Licht eines Scheinwerfers heraus. Was wir mit Herz-Energie anleuchten, das lieben wir.
Er hat ihr das Herz gebrochen. Das hat mich getroffen. Das hat mich verletzt. Er ist gebrochen. Er ist geknickt.	Emotionale Verletzungen der Seele sind mitunter ebenso tödlich wie schwere physische Verletzungen, denn wir sterben an ihnen oder tun uns selbst etwas an.	Zerbricht etwas in uns oder werden wir tief getroffen, ist immer der Kern eines Chakras betroffen: unsere Seele. Solche Wunden brennen und stechen mitunter viele Jahrzehnte, wenn wir sie nicht heilen.
Sie ist dünnhäutig.	Wer rasch gekränkt und verletzt ist, der ist dünnhäutig.	Der sensible Kern eines Chakras liegt frei und wird verletzbar.

Redewendung	Gefühl	Energie
Bauchchakra		
Du strahlst ja vor Freude.	Ein Zeichen besonderer Freude: zu strahlen.	Wer besonders freudvoll ist, sendet seine gelbe Bauchchakra-Energie weit in den Raum hinaus. Er strahlt sprichwörtlich vor Freude.
Das geht mir an die Nieren.	Verdrängte Ängste und Sorgen.	Energetisch verdrängen wir bestimmte Gefühle in ganz bestimmte Organe. Wut schlägt uns auf den Magen, Ängste und Sorgen gehen uns an die Nieren.
Jemandem Löcher in den Bauch fragen. Er ist angefressen. Es nagt an ihm.	Löchern wir jemanden mit unseren Fragen, fühlt er sich irgendwann von uns belästigt. Aber vielleicht nagt etwas an uns, das uns einfach nicht loslässt.	Bedürfnisse sind wie ein emotionaler Hunger, der sich auch sprichwörtlich als Loch im Bauch zeigen kann. Ist jemand von uns genervt, bringen wir ihn in starken Kontakt mit seinen ungestillten Bedürfnissen; diese bilden jetzt dunkelblaue Löcher im Bauchchakra.

Redewendung	Gefühl	Energie
Vitalchakra		
Ich habe Wut im Bauch. Ich habe einen Knoten im Bauch. Das schlägt mir auf den Magen. Da geht mir die Galle über. Da schwillt mir der Kamm. Das bringt mich zur Weißglut.	Wut, die wir hinterschlucken, belastet sprichwörtlich unseren Magen.	Wer seine Wut verdrängt, drückt sie aus seinem Geist in den Körper. Der Körper wird jetzt mit dieser Aggression belastet und kann schwer daran erkranken.
Sie ist heiß. Er ist ganz heiß auf sie. Mach dir warme Gedanken.	Finden wir jemanden sexuell attraktiv, betonen wir umgangssprachlich seine Hitze. Ist uns kalt, sollen wir uns warme Gedanken machen.	Das Vitalchakra ist unser wärmstes Chakra und wird mit Wut, Sexualität und dem Immunsystem assoziiert.

Redewendung	Gefühl	Energie
Wurzelchakra		
Er ist sehr boden-ständig. Er steht mit beiden Beinen auf dem Boden. Sie ist im Leben angekommen.	Wer mit beiden Beinen auf dem Boden steht, der fühlt sich sicher und geerdet.	Die Wurzelchakra-Energie erzeugt das Gefühl der Geborgen-heit. Je sicherer wir uns fühlen, desto stärker fließt diese Energie.
Er ist entwurzelt. Er hat seine Wur-zeln verloren. Das zieht mir den Boden unter den Füßen weg.	Wer sich heimat-los fühlt, hat seine Wurzeln verloren.	Ohne die Energie des Wurzelchakras fühlen wir uns nie sicher und geborgen. Mit einem reinen Wurzelchakra sind wir überall, wo wir gehen und stehen, zu Hause.

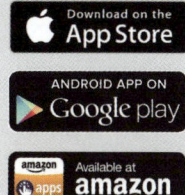

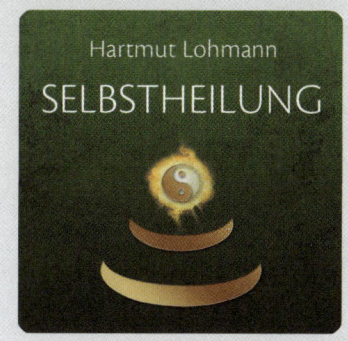

Hartmut Lohmann
SELBSTHEILUNG

Die App zur Selbstheilung

Diese App unterstützt dich auf deinem Smartphone oder Tablet bei der Aktivierung deiner Selbstheilungskräfte. Nach Angabe deines Symptomes und auf welcher Ebene du Heilung erfahren möchtest, wirst du zu einer für dich passenden Meditation geleitet.

Diese Meditation kannst du täglich anhören und die angebotene Unterstützung in dein Leben integrieren. Eine Protokollierungsmöglichkeit begleitet dich bei deinem Heilungsprozess, um dein Symptom zu verbessern oder zu beseitigen.

Wende deine Selbstheilungskräfte an!

Die App, die Meditationen separat als MP3-Datelen sowie eine Community zum Austausch mit Gleichgesinnten findest du unter

www.Selbstheilung.momanda.de

www.chi-heilung.de

- Heilung - Beratung - Seminare -

Selbstheilung intensiv

Der Fokus des Seminars liegt auf der Heilung unserer seelischen Wunden – jener alten, noch nicht verziehenen Verletzungen, die unseren Schmerzkörper erzeugen. Wir selbst sind es, die uns von den Quellen der Kraft und der Freude abschneiden; niemand anderes hält unsere Schutzlosigkeit und unseren Mangel aufrecht. Und so liegt auch der Schlüssel für unsere Befreiung in unseren Händen! Wir können lernen, unserem Schmerzkörper liebevoll zu begegnen, Bedürfnisse zu stillen und unsere emotionalen Wunden heilsam zu lösen – eine wunderbare Erfahrung, die uns mit uns selbst versöhnt.

Aktivierung der heilenden Kraft Kundalini

Uns allen wohnt eine Kraft inne, die in den alten Traditionen *Kundalini* genannt wird. Sie ruht am unteren Ende der Wirbelsäule und wird symbolisch als eine schlafende Schlange überliefert. Erwacht diese Kraft, steigt sie auf, öffnet und befreit sämtliche Chakren, um sich mit dem höchsten Bewusstsein zu verbinden und so Himmel und Erde im menschlichen Körper zu vereinen. Diese Verschmelzung von Mutter Erde und Gottvater im Menschen ist eine hoch spirituelle Erfahrung. Im Rahmen unseres Drei-Tage-Seminars wollen wir diesen Prozess durchlaufen – angeleitet von Hartmut Lohmann, einem hellsichtigen Heiler, der die Kraft der Kundalini initialisieren und lenken kann.

Hartmut Lohmann

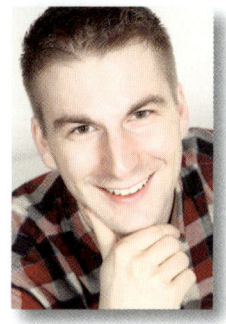

Seine persönliche Leidensgeschichte gipfelte in einer lebensverändernden Erfahrung: Er kann die Energie des Lebens sehen. Dank seiner Hellsichtigkeit konnte er neue Ansätze der Heilung entwickeln. Neben seiner Heilpraxis gibt er Seminare und hält Vorträge in ganz Europa, besonders in Deutschland, Österreich und der Schweiz.

Die Aura fühlen und sehen

Die Aura spiegelt die Bewegungen und Impulse unserer Gefühle und Gedanken wider. Allein die Betrachtung verändert ihre Erscheinung, so wie das Fühlen der Lebensenergie bereits einen Selbstheilungsprozess in Gang setzt. Unbewusst sind wir es gewohnt, die Auren unserer Umgebung zu erfassen, unser Gegenüber zu erspüren und mit ihm zu fühlen. Wir tun es täglich, ohne es zu bemerken und ohne es zu sehen. Energiewahrnehmung bewusst zu erfahren, macht uns sensibler für uns selbst, die Mitmenschen und die Welt, in der wir leben. Wenn wir lernen, klar zu sehen, erfahren wir die Einzigartigkeit und Vielfalt, die uns umgibt. Die Aura zu sehen und zu fühlen bedeutet, einen neuen Blick auf das Leben zu finden, das wir leben wollen. Denn die Erweiterung unserer Wahrnehmung ist die Erweiterung unseres Selbst. Erfahren auch Sie die subtile Energie der Aura in praktischen Übungen und Anleitungen. Es sind keinerlei Vorkenntnisse erforderlich.

Wichtiger Hinweis

© KOHA-Verlag GmbH Burgrain
Alle Rechte vorbehalten
1. Auflage 2015

Bildnachweis:
• Shutterstock – S. 2–7, 13, 23, 29, 32, 36, 43–45,
56, 60, 63, 69–71, 82/83, 89, 95, 99
• Fotoauswahl: Hartmut Lohmann
• Grafiken: Martin Otto Wertsch und Hartmut Lohmann –
17, 20, 34, 36/37, 50, 53, 61, 66/67, 75, 77, 85, 87, 90, 93, 97
• Cover: Sabine Dunst/Guter Punkt, München

Lektorat: Maria Müller-de Haën
Layout: Birgit-Inga Weber
Gesamtherstellung: Karin Schnellbach
Druck: Finidr, Tschechien
ISBN 978-3-86728-277-2